新世纪全国高等中医药院校规划教材

医用物理学实验

（供中医及针灸类专业用）

主　编　顾柏平　（南京中医药大学）
　　　　章新友　（江西中医学院）
副主编　侯俊玲　（北京中医药大学）
　　　　邵建华　（上海中医药大学）
　　　　柴　英　（大连医科大学）
　　　　何　跃　（湖南中医药大学）
　　　　黄　浩　（福建中医学院）

中国中医药出版社
·北　京·

图书在版编目（CIP）数据

医用物理学实验/顾柏平，章新友主编．—北京：中国中医药出版社，2007.6

新世纪全国高等中医药院校规划教材

ISBN 978-7-80231-203-6

Ⅰ．医…　Ⅱ．①顾…②章…　Ⅲ．医用物理学—实验—中医学院—教材　Ⅳ．R312-33

中国版本图书馆 CIP 数据核字（2007）第 065994 号

中国中医药出版社出版

北京市朝阳区北三环东路 28 号易亨大厦 16 层

邮政编码：100013

传真：64405750

北京时代华都印刷有限公司印刷

各地新华书店经销

*

开本 850×1168　1/16　印张 7.25　字数 163 千字

2007 年 6 月第 1 版　　2007 年 6 月第 1 次印刷

书　号　ISBN 978-7-80231-203-6　册数　5000

*

定价：9.00 元

网址　www.cptcm.com

如有质量问题请与本社出版部调换

社长热线　010 64405720

读者服务部电话　010 64065415　010 84042153

书店网址　csln.net/qksd/

全国高等中医药教材建设
专家指导委员会

前　言

“新世纪全国高等中医药院校规划教材”是依据教育部《关于“十五”期间普通高等教育教材建设与改革的意见》的精神，在教育部、国家中医药管理局规划指导下，由全国中医药高等教育学会组织、全国高等中医药院校联合编写、中国中医药出版社出版的高等中医药院校本科系列教材。

本系列教材采用了“政府指导、学会主办、院校联办、出版社协办”的运作机制。为确保教材的质量，在教育部和国家中医药管理局指导下，建立了系统完善的教材管理体制，成立了全国高等中医药专业教材建设专家指导委员会、全国高等中医药教材建设研究会，对本系列教材进行了整体规划，在主编遴选、教学大纲和教材编写大纲、教材质量等方面进行了严格的审查、审定。

本系列教材立足改革，更新观念，以新的专业目录为依据，以国家规划教材为重点，按主干教材、配套教材、改革创新教材分类，以宽基础、重实践为原则，是一套以国家规划教材为重点，门类齐全，适应培养新世纪中医药高素质、创造性人才需要的系列教材。在教材组织编写的过程中引入了竞争机制，教材主编和参编人员全国招标，按照条件严格遴选，专家指导委员会审议，择优确定，形成了一支以一线专家为主体，以老带新的高水平的教材编写队伍，并实行主编负责制，以确保教材质量。

本系列教材编写实施“精品战略”，从教材规划到教材编写、专家审稿、编辑加工、出版，都有计划、有步骤实施，层层把关，步步强化，使“精品意识”、“质量意识”贯彻全过程。每种教材的教学大纲、编写大纲、样稿、全稿，都经过专家指导委员会审定，都经历了编写会、审稿会、定稿会的反复论证，不断完善，重点提高内在质量。尤其是根据中医药教材的特点，在继承与发扬、传统与现代、理论与实践、中医与西医等方面进行了重点论证，并在继承传统精髓的基础上择优吸收现代研究成果；在写作方法上，大胆创新，使教材内容更为系统化、科学化、合理化，更便于教学，更利于学生系统掌握基本理论、基本知识和基本技能；注意体现素质教育和创新能力与实践能力的培养，为学生知识、能力、素质协调发展创造条件。

在出版方面，出版社全面提高“精品意识”、“质量意识”，从编辑、设计、印刷、装帧质量，在各个环节都精心组织、精心施工，力争出版高水平的精品教材，使中医药教材的出版质量上一个新台阶。

本系列教材按照中医药专业培养目标和国家中医药执业医师资格考试要求，以国家规划教材为重点，门类齐全，适合全国各高等中医药院校中医学专业、针灸推拿学专业、中药学专业本科教学使用。是国家中医执业医师资格考试、国家中医药专业技术人员职称资格考试的参考书。

值得提出的是，本系列教材在审定时，专家指导委员会王永炎院士、邓铁涛教授、任继学教授、肖培根院士、胡之璧院士等专家对教材书稿进行了严格把关，提出精辟的意见，对保证教材质量起了重要作用；本套教材的编写出版，得到中国中医药出版社和全国高等中医药院校在人力、物力上的大力支持，为教材的编写出版创造了有利条件。各高等中医药院校，既是教材的使用单位，又是教材编写任务的承担单位，在本套教材建设中起到了主体作用。在此一并致谢！

本系列教材在继承的基础上进行了一定力度的改革与创新，在探索的过程中难免有不足之处，甚或错漏之处，敬请各教学单位、各位教学人员在使用中发现问题，及时提出批评指正，以便我们重印或再版时予以修改，使教材质量不断提高，更好地适应新世纪中医药人才培养需要。

全国中医药高等教育学会

全国高等中医药教材建设研究会

新世纪全国高等中医药院校规划教材

《医用物理学实验》编委会

主　编　顾柏平　（南京中医药大学）
　　　　　章新友　（江西中医学院）

副主编　侯俊玲　（北京中医药大学）
　　　　　邵建华　（上海中医药大学）
　　　　　柴　英　（大连医科大学）
　　　　　何　跃　（湖南中医药大学）
　　　　　黄　浩　（福建中医学院）

编　委　（以姓氏笔画为序）
　　　　　王　贺　（黑龙江中医药大学）
　　　　　韦相忠　（广西中医学院）
　　　　　叶　红　（上海中医药大学）
　　　　　朱　亮　（南京中医药大学）
　　　　　孙　铭　（首都医科大学中医药学院）
　　　　　杜　琰　（江西中医学院）
　　　　　李　光　（长春中医药大学）
　　　　　吴小丹　（辽宁中医药大学）
　　　　　张　莉　（北京中医药大学）
　　　　　周恭勤　（山东中医药大学）
　　　　　高建平　（甘肃中医学院）
　　　　　郭晓玉　（河南中医学院）

编写说明

本书是供全国高等中医药院校中医、针灸、中西医结合及相关专业使用的物理学实验教材。该书主要依据新世纪全国高等中医药院校中医类专业医用物理学的教学大纲，结合当今科技发展趋势和对学生加强素质教育的要求，兼顾各院校现有专业设置的实际情况，由全国高等中医药教材建设研究会组织全国各中医药院校富有经验的物理及相关学科教师共同编写的一部医用物理学实验教材。

根据全国高等中医药院校新世纪规划教材《医用物理学》的内容，本书精选了14个实验，每个实验相当于一个专题，具有相对的独立性，涵盖了《医用物理学》主要的教学内容。考虑到各院校的实验设备和实验条件存在一定的差异，我们在部分实验中编入两套实验方案，或者在同一个专题下编入几个相关内容的实验供选择。本书既注重实验内容的基础性，又强调实验方法和手段的先进性和创造性。通过这些实验，学生在对物理学理论有更深刻理解的同时，又能学到一定的实验技能、实用技术和科研方法，为将来的工作、学习和科研打下坚实的基础。

在本书编写过程中，得到了各中医药院校各级领导的大力支持，得到了湖南中医药大学余国建老师的指导和帮助，在此一并表示感谢。

由于作者的水平有限，加之时间仓促，书中难免有错误和不妥之处，恳请广大师生和读者提出宝贵意见，以便再版时修订。

编　者

2007年5月

目 录

绪论 …… 1

实验一 基本测量 …… 8

1－1 游标卡尺和螺旋测微器的作用 …… 8

1－2 读数显微镜和物理天平的使用 …… 14

实验二 液体黏度的测定 …… 19

2－1 沉降法 …… 19

2－2 毛细管法 …… 22

实验三 液体表面张力系数的测定 …… 28

实验四 B型超声诊断仪的原理与使用 …… 34

实验五 用旋光计测定液体的浓度 …… 40

实验六 用阿贝折射仪测定物质的折射率 …… 44

实验七 用光电比色计测定液体的浓度 …… 49

实验八 万用电表的使用 …… 54

实验九 用电位差计测量微小电压和电动势 …… 62

9－1 测量微小电压 …… 62

9－2 测量电动势 …… 67

实验十 用稳恒电流场模拟静电场 …… 70

10－1 静电场的描绘（描迹法） …… 70

10－2 导电微晶静电场描绘仪（双层式） …… 73

实验十一 示波器的原理与使用 …… 77

实验十二 晶体三极管特性曲线的描绘 …… 86

实验十三 晶体管单管放大器放大特性的研究 …… 90

实验十四 简单的恒温控制电路 …… 97

附录 …… 100

附表1 基本物理常数 …… 100

附表2 不同温度下水的密度 …… 100

附表3 在20℃时常用的固体和液体的密度 …… 101

附表4 水的黏度 η …… 101

附表5 液体的黏度 η …… 101

附表6 水的表面张力系数 α（与空气接触） …… 101

附表7 液体的表面张力系数 α（20℃与空气接触） …… 102

附表 8 常用光源的谱线波长 λ …… 102
附表 9 互补色表 …… 102
附表 10 某些物质相对于空气的折射率 n …… 103
附表 11 一些药物的旋光率 …… 103
附表 12 不同金属（或合金）与铂（化学纯）构成热电偶的温差电动势 …… 103
参考文献 …… 104

绪 论

一、物理实验课的地位和教学任务

物理学从根本上说是一门实验科学。任何物理规律的发现和物理理论的建立都必须以实验为基础，并经受实验的严格检验。物理学就是在理论与实验相互推动下不断向前发展的。因此，物理教学也必须遵循物理学的规律，强调理论与实验相结合，把实验课和理论课放在同等重要的地位。

物理学是现代医学的基础学科之一，其理论和实验方法被广泛地应用于现代医学的理论研究和临床实践中，并且正在也必将积极地推动着现代医学的发展。现代医学的发展已经离不开物理学。通过物理实验，学生不但可以学习到物理知识、实验方法和实验技能，而且可以培养他们的科学精神，提高他们的科学素养；同时，为今后医学专业课的学习和工作奠定良好的基础。

物理实验的教学任务是：

1. 通过对实验现象的观察、分析和对物理量的测量，使学生学到物理实验知识，加深对物理学原理的理解。

2. 培养与提高学生的科学实验能力，其中包括：

(1) 能够自行阅读实验教材或资料，自觉做好实验前的准备。

(2) 能够借助教材和仪器说明书，正确使用常用仪器。

(3) 能够运用学习过的理论知识，解释或判断某些实验现象。

(4) 能够通过实验现象，总结、归纳出规律。

(5) 能够正确记录和处理实验数据，绘制曲线，阐述实验结果。

(6) 能够完成简单的实验设计，撰写合格的实验报告。

3. 培养与提高学生的科学素养，要求学生具有理论联系实际和实事求是的科学作风，严肃认真的科学态度，主动研究的探索精神和遵守纪律、爱护公物的优良品德。

二、测量与误差

1. 直接测量与间接测量

测量是指待测量与已知同类单位量的比较。

物理实验过程往往是测量一些物理量，从而探求这些量之间或这些量与其他物理量之间的关系。测量可分为直接测量和间接测量。有些物理量可以通过相应的测量仪器进行直接测量而得到，这个过程称为直接测量，所得到的量称为直接测量量。比如，用米尺测量长方体的长（L）、宽（W）、高（H），即为直接测量。而另外有一些物理量是由一些直接测量量通过一定的关系式计算出来的，把对这些物理量的测量称为间接测量，该物理量称为间接测量量。比如，长方体的体积＝长×宽×高。先直接测出长、宽、高，再代入上式求出体积，其中长、宽、高是直接测量量，体积属于间接测量量。

2. 误差及其分类

物理量在客观上存在着绝对准确的数值，称为真值。实验测量的结果称为测量值。误差是指测量值与真值的差值。设某一待测量的真值为 X_0，测量值为 X，那么误差 $\Delta X = X - X_0$。任何测量都存在一定程度的误差。根据误差产生的原因，通常把它分成系统误差和偶然误差两类。

(1) *系统误差*：它主要来源于仪器本身的缺陷（仪器老化、精度不够或调整不准确等）、实验方法不完善、环境条件对仪器的影响、实验者不良的固有习惯等因素。系统误差的特点是测量值总是有规律地朝一个方向偏离。消除它的方法主要是通过改进测量仪器、校正仪器、对实验方法进行完善、纠正实验者不良习惯等。

(2) *偶然误差（又称随机误差）*：它主要来源于一些偶然的不确定因素对实验的干扰，使测量结果产生偏差。其特点是无方向性或离散性，大量的实验测量结果一般符合正态分布规律，因此常用“精密度”来表示偶然误差的大小。消除它的方法主要是对同一测量量进行多次测量。

3. 误差的表示方法

(1) *平均绝对误差*：设在同一条件下，对同一测量量测量 n 次，其算术平均值

$$\overline{X} = \frac{1}{n}(X_1 + X_2 \cdots + X_n) = \frac{1}{n}\sum_{i=1}^{n} X_i \qquad (0-1)$$

接近真值，称为直接测量量的最佳值。各次测量值误差的绝对值为

$$\Delta X_i = |X_i - \overline{X}| \qquad (0-2)$$

称为各次测量的绝对误差。平均绝对误差为

$$\overline{\Delta X} = \frac{1}{n}(\Delta X_1 + \Delta X_2 + \cdots \Delta X_n) = \frac{1}{n}\sum_{i=1}^{n} \Delta X_i \qquad (0-3)$$

它是有量纲的量，反映了测量结果的准确程度。测量结果 X 可以表示为

$$X = \overline{X} + \overline{\Delta X} \qquad (0-4)$$

它也是有量纲的量。

(2) *平均相对误差*：它是平均绝对误差与真值的比值。

$$E = \frac{\overline{\Delta X}}{\overline{X}} \qquad (0-5)$$

平均相对误差一般用百分比表示，所以又称百分误差，是一种没有量纲的量。有了相对误差以后，测量结果也可表示为

$$X = \overline{X}(1 \pm E) \qquad (0-6)$$

例如：$L = (10.0 \pm 0.5)$ mm

平均绝对误差为　$\overline{\Delta L} = 0.5\text{mm}$

平均相对误差为　$E = \frac{\overline{\Delta L}}{\overline{L}} = \frac{0.5}{10.0} \times 100\% = 5\%$

测量结果也可表示为 $L=10.0\ (1\pm5\%)$ mm。

（3）标准误差（σ'）：它又称为方均根误差，它能较为精确地估算出偶然误差和测量值之间的离散程度，定义为

$$\sigma' = \left[\frac{\sum_{i=1}^{n}(X_i-\overline{X})^2}{n-1}\right]^{1/2} \tag{0-7}$$

σ'是一个有量纲的量。

（4）平均标准差（σ）：它是指测量列的平均值 $\overline{X}$ 的标准偏差。

$$\sigma = \frac{\sigma'}{n^{1/2}} = \left[\frac{\sum_{i=1}^{n}(X_i-\overline{X})^2)}{n(n-1)}\right]^{1/2} \tag{0-8}$$

测量结果可以表示成：　$\overline{X}\pm\sigma$

σ 是一个有量纲的量。

4. 间接测量量的误差计算

由于绝大部分测量属于间接测量，因而其误差的计算尤其重要，对初学者而言，最重要的是知道如何计算误差。在此略去具体推导过程，直接给出几种常见的间接测量量的误差计算公式。计算公式列于表 0－1 中。

表 0－1　常用运算公式的误差计算公式

函数关系 $N=f(A,B,C,\cdots)$	绝对误差 ΔN	相对误差 $E\left(\frac{\Delta N}{N}\right)$
$N=A+B+C$	$\Delta A+\Delta B+\Delta C$	$\frac{\Delta A+\Delta B+\Delta C}{A+B+C}$
$N=A-B$	$\Delta A+\Delta B$	$\frac{\Delta A+\Delta B}{A-B}$
$N=A\cdot B$	$B\cdot\Delta A+A\cdot\Delta B$	$\frac{\Delta A}{A}+\frac{\Delta B}{B}$
$N=\frac{A}{B}$	$\frac{B\cdot\Delta A+A\cdot\Delta B}{B^2}$	$\frac{\Delta A}{A}+\frac{\Delta B}{B}$
$N=A^n$	$nA^{n-1}\cdot\Delta A$	$n\frac{\Delta A}{A}$
$N=A^{\frac{1}{n}}$	$\frac{1}{n}A^{\frac{1}{n}-1}\cdot\Delta A$	$\frac{1}{n}\cdot\frac{\Delta A}{A}$
$N=\frac{A^mB^n}{C^pD^q}$	EN	$m\frac{\Delta A}{A}+n\frac{\Delta B}{B}+p\frac{\Delta C}{C}+q\frac{\Delta D}{D}$
$N=KA$	$K\Delta A$	$\frac{\Delta A}{A}$
$N=\ln A$	$\frac{\Delta A}{A}$	$\frac{\Delta A}{A\ln A}$

续表

函数关系 $N=f$ (A, B, C, …)	绝对误差 ΔN	相对误差 $E\left(\frac{\Delta N}{N}\right)$
$N=\sin A$	$\lvert\cos A\rvert\Delta A$	$\lvert \text{ctg}A\rvert\Delta A$
$N=\text{tg}A$	$\frac{\Delta A}{\cos^2 A}$	$\frac{2\Delta A}{\lvert\sin 2A\rvert}$
$N=K^A$	$\ln K\cdot K^A\Delta A$	$\Delta A\ln K$

三、有效数字的运算

1. 有效数字的概念

在测量和数值计算中，确定用几位数字来表示测量量和计算结果是一项很重要的工作。实际测量的准确度取决于测量使用的仪器。例如，用以毫米标度的米尺测量棒的长度，棒的一端与 0 标度对齐，另一端在 12.3cm 到 12.4cm 之间（如图 0－1 所示），可凭经验估计为 11.34cm 或 12.36cm。显然前三位数字 11.3 是准确的，称为准确数字，而最后一位 4 或 6 是估读的，称为可疑数字或是欠准数字。欠准数字虽有误差，但保留下来还是有意义的，比略去它要准确些。我们把测量数据中有意义的数字，包括准确数字和一位欠准确数字的数称为有效数字。不同位数的有效数字反映不同的准确度。同一个测量量用不同精度的仪器测量，所得有效数字位数也就不同，准确度也就不一样。比如，用游标卡尺测量上述长度可能得到 11.346cm，其中 11.34 是准确的，6 是欠准确的，它由 5 位有效数字组成。有效数字越多，说明测量越准确。

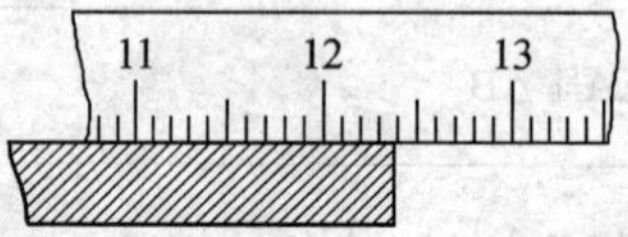

图 0－1　用米尺测量一杆的长度

有效数字的最后一位（即欠准确数字）应该与绝对误差的数字同数量级。例如，用米尺测长度刚好为 12cm 时，则有效数字应写成 12.00cm，这表明测量的欠准确数字是在 0.01cm 这一级，测量结果应写为（12.00±0.01）cm。此外，有效数字的位数不因单位改变而不同。例如 12.00cm 是 4 位有效数字，若以 km、m 或 mm 为单位来表示同一长度量，它应表示为 1.200×10^{-4}km、0.1200m、120.0mm。它们的有效位数仍为 4 位，第一种表示方法，即 1.200×10^{-4}km，称之为科学计数法。

可见，“0”可能是也可能不是有效数字，这取决于“0”的位置。一般规定，在左边第一个非零数字前的“0”不是有效数字，而在左边第一个非零数字后的零才是有效数字。比如，0.0010200 米中前三个零即“0.00”不是有效数字，而“10200”中的三个零均为有效数字。

2. 有效数字运算法则

有效数字运算法则是一种近似计算法则，用以确定测量结果有效数字大致的位数。其总的要求是计算结果的位数应与测量误差完全一致。若位数不恰当，则最后结果由相应误差来确定。总的运算规则如下：

①凡准确数字与准确数字运算，结果为准确数字。

②凡欠准确数字与任何数字运算，结果为欠准确数字，但进位为准确数字。

③小于五舍，大于五进，等于五时使前面的数字凑成双。

通常在运算过程中可保留二位欠准确数字，但最后运算结果中只保留一位欠准确数字。

(1) 加减法

例 1. 设 $X=71.\underline{3}$，$Y=0.75\underline{3}$　求 $N=X+Y$，$M=X-Y$

解 $N=X+Y=71.\underline{3}+0.75\underline{3}=72.\underline{053}\approx 72.\underline{0}$

$M=X-Y=71.\underline{3}-0.75\underline{3}=70.\underline{547}\approx 70.\underline{5}$

结论：诸量相加（或相减）时，其和（或差）数在小数点后所应保留的位数与诸数中小数后位数最少的一个相同。

(2) 乘除法

例 2. 设 $X=39.\underline{3}$，$Y=4.04\underline{8}$，求 $P=X\cdot Y$，$Q=X/Y$

解 $P=X\cdot Y=39.\underline{3}\times 4.08\underline{4}=160.\underline{5012}\approx 160.\underline{5}$

$Q=X/Y=39.\underline{3}\div 4.08\underline{4}=9.6\underline{22}\approx 9.6\underline{2}$

结论：两个量相乘（或相除），其积（或商）的有效数字位数一般和诸量中有效数字位数最少的一个相同。

(3) 乘方、开方

例 3. 设 $X=76\underline{5}$　　求 $N=X^2$，$M=X^{1/2}$

解 $N=X^2=76\underline{5}^2=5.8\underline{5}\times 10^5$

$M=X^{1/2}=76\underline{5}^{1/2}=27.\underline{65}=27.\underline{6}$

结论：乘方、开方的有效数字位数与底数的位数相同。

(4) 函数运算

一般来说，函数运算应从误差分析来决定。在物理实验中，为了简便和统一起见，对常用的对数函数、指数函数的有效数字作如下规定：

a. 对数函数运算后的尾数和真数的位数相同。

例 4. $\lg 1.98\underline{3}=0.297\underline{3}$

b. 指数函数运算后的有效数字位数和指数的小数点后位数相同。

例 5. $10^{6.25}=1.8\times 10^6$

三角函数在 $0^0<\theta<90^0$ 时，$\sin\theta$ 和 $\cos\theta$ 都在 0 和 1 之间，其结果的有效数字的位数随角度的有效数字位数而定。

例 6. 在对分光计读数时，应读到 1 分，此时应取 4 位有效数字。

$$\sin 30^\circ 00 = 0.500\underline{0}\quad \cos 20^\circ 16' = 0.938\underline{7}$$

四、数据处理

实验数据及其处理方法是分析和讨论实验结果的依据。有关物理量之间的关系，一般用图表和函数表示，相应的数据处理方法一般有列表表示法、图示图解法和最小二乘法（直线拟合）等。这里我们简单介绍列表法和图解法（又称图示法）。

1. 列表法

将记录的数据制成表格可以简单明了地表示出有关物理量之间的对应关系，使数据有条不紊，便于检查，避免错误，便于比较数据之间的关系，从而找出规律，推出经验公式。列表形式一般有三种：定性式（实验记录表格）；函数式（按函数关系列出函数表）；统计式（列出统计表，函数关系式未知）。一般将实验数据按自变量和因变量各个对应，按照增加或减少顺序一一列出来，其中包括表格序号、名称、项目、数据和说明等。

列表法要求：①注明表的序号和表头（表名）；②简明，便于看出各物理量之间的关系；③写明表中各符号所代表物理量的意义，并注明单位；④数据的有效数字要正确；⑤说明，必要时可给出说明。

列表法举例如表 0－2。

表 0－2　　铜丝电阻与温度的关系

温度 T/℃	10.0	20.0	30.0	40.0	50.0	60.0	70.0
铜丝电阻 R/Ω	10.4	10.7	10.9	11.3	11.8	11.9	12.3

说明：铜丝纯度为99.9％。

2. 图解法

图解法是根据几何原理将实验数据用图线简明、直观、准确地揭示出物理量之间的关系。根据已画好的曲线，用解析方法进一步求得曲线所对应的函数关系、经验公式以及其他参数。

图解法的一般规则是：

(1) 选定坐标轴（实验时一般用坐标纸）：以横轴代表自变量，纵轴代表因变量，并标明各轴所代表的物理量及相应的单位。

(2) 选定标尺：要选取适当的标尺比例，在坐标轴上面等间隔（或等周期）地注明标度值，纵、横坐标的比例可以不同，且标度也不一定从零开始，如数据太大或太小可用“$\times 10^n$”表示。

(3) 描点：对每一对数据通常用“×”、“△”、“＋”、“·”、“⊙”等符号在坐标纸上清晰而准确地标出其位置。

(4) 连线：根据所描绘的点，画出一条直线或平滑的曲线，要求所描的点均匀（或近似均匀）地分布在这条线的两边，切勿简单地连成折线。

(5) 写出曲线名称：如图 0－2 所示，为铜丝的电阻与温度之间的关系曲线。

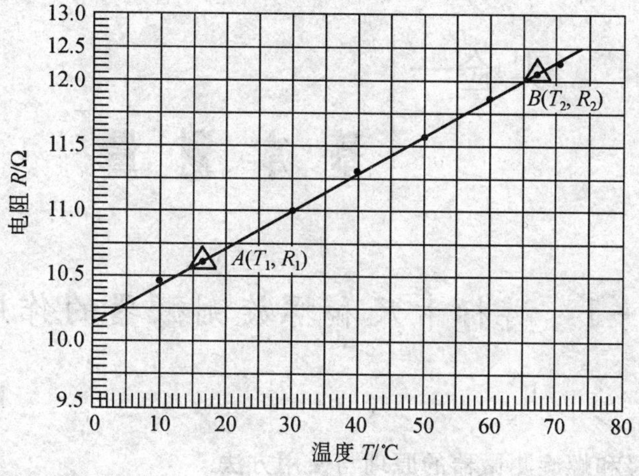

图 0-2　铜丝的电阻与温度的关系曲线

[思考题]

1. 误差一般分成几种？各有什么特点？如何消除这些误差？
2. 指出下面各个量的有效数字位数：

   ①A＝0.0321m　　②B＝2.70×10^{21}J　　③C＝340.13m/s

   ④D＝0.1010cm　　⑤E＝0.00230V　　⑥F＝7.23×10^{-4}N
3. 已知某长方体 L＝（54.01±0.02）cm，W＝（31.11±0.02）cm，H＝（11.05±0.02）cm。

   求：①长方体的体积 V；②相对误差 $\Delta V/V$；③体积的绝对误差 ΔV。
4. 用有效数字运算法则计算下列各式：

   ①$190.\underline{3}+20.3\underline{1}-11.\underline{1}=$　　②$\frac{1}{2}\times6.2\underline{3}\times3.85\underline{1}=$

   ③$\sin60^{\circ}00'=$　　④$2.2\underline{5}^2\times\sqrt{4.\underline{0}}=$
5. 实验测量某电阻的值 R_i，分别为（单位为 Ω）：

   23.01，23.90，24.01，22.95，23.51，24.23，23.44，24.15，22.85，22.71。

   试求：①平均绝对误差$\overline{\Delta R}$；②平均相对误差 E；③标准误差 σ'；④平均标准误差 σ。
6. 实验中，测得某金属丝的长度 L 与相应温度 T 的对应关系列于表 0-3 中：

表 0-3　**金属丝的长度与温度的关系**

T/℃	23.3	32.0	40.9	53.0	62.1	71.2	87.0	99.0
L/mm	71.0	73.0	75.0	78.0	80.0	82.0	86.0	89.0

试用图解法表示出两者关系，并根据方程 $L=L_0(1+\alpha T)$ 求 L_0 及 α。

实验一 基本测量

1-1 游标卡尺和螺旋测微器的作用

[实验目的]

1. 掌握游标卡尺和螺旋测微器的原理与使用方法。
2. 运用误差理论和有效数字的运算规则处理实验数据，并分析产生误差的原因。

[实验器材]

游标卡尺、螺旋测微器、小圆柱体、小钢球。

[仪器描述]

长度是基本物理量之一。常用的简单测量长度的量具有米尺、游标卡尺、螺旋测微器和读数显微镜等。它们的测量范围和测量精度各不相同，学习使用时，应注意掌握它们的构造特点、规格性能、读数原理、使用方法以及维护知识等，以便在实际测量中，能根据具体情况合理地选择和使用。

一、游标卡尺

游标卡尺（简称卡尺）可以用来测物体的长、宽、高、深度及圆筒的内、外直径。测量精度分为 0.01mm、0.02mm 或 0.05mm。本实验以精度为 0.02mm 的游标卡尺为例，介绍游标卡尺的基本结构、测量精度的确定、使用方法及注意事项等。

游标卡尺的构造如图 1-1 所示，由两部分组成，一部分为刻有毫米刻度的直尺 D，称

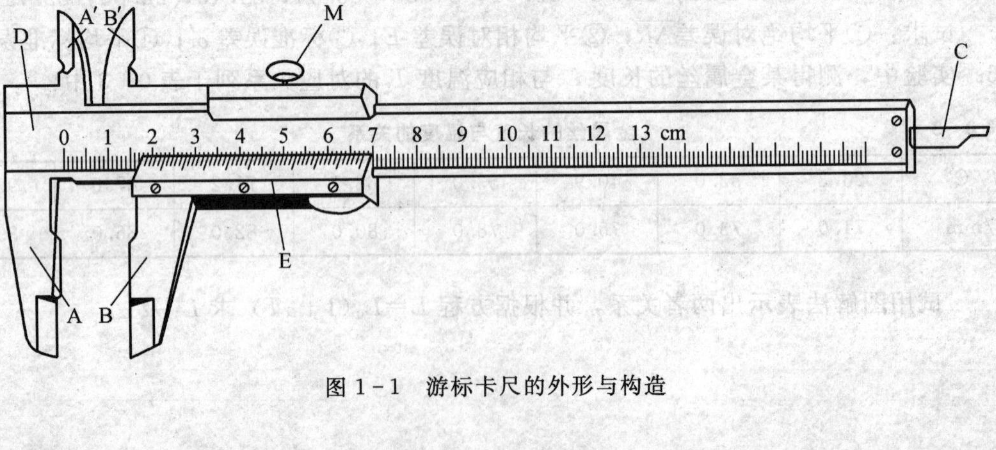

图 1-1 游标卡尺的外形与构造

为主尺，在主尺D上有量爪A、A′；另一部分为附加在主尺上能沿主尺滑动的游标E，与游标相连的有量爪B、B′。量爪A、B用来测量物体的厚度和外径；量爪A′、B′用来测量内径；C为尾尺，用来测物体孔深或槽深。待测物体的各种数值由游标零线和主尺零线之间的距离来表示。M为固定螺钉，用螺钉固定游标后，可保持原测量值不变。

二、螺旋测微器

螺旋测微器也称千分尺（或千分卡），是一种比游标卡尺更精密的长度测量仪器。较为常见的一种如图1-2所示，精密度是0.01mm，最大测量长度（量程）为0～25mm。

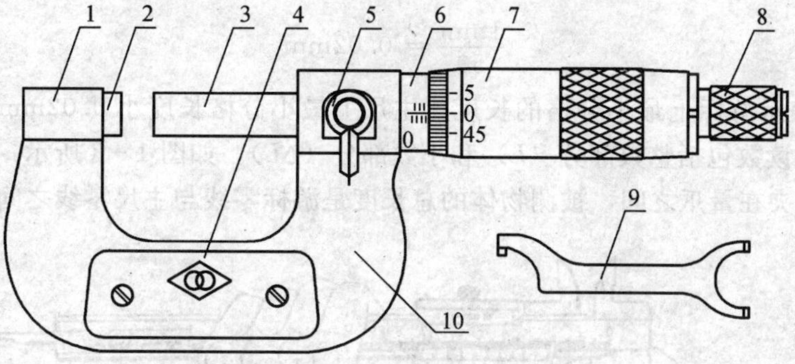

图1-2 螺旋测微器的外形与构造

1. 尺架 2. 测砧 3. 测微螺杆 4. 隔热装置 5. 锁紧装置
6. 固定套筒 7. 微分筒 8. 测力装置 9. 扳子 10. 曲柄

螺旋测微器的构造主要分为两部分：一部分为主尺，由曲柄和固定套筒互相牢固地连接在一起；另一部分为副尺，由微分筒和测微螺杆牢固地连接在一起。因为在固定套筒表面刻有阴螺纹，微分筒的外侧刻有阳螺纹。在微分筒转动时，测微螺杆就向左或向右移动，曲柄附在测砧和固定套筒上。微分筒后端附有测力装置（保护棘轮）。当锁紧装置锁紧后，固定套筒和微分筒的位置保持固定不变。

［实验原理］

一、游标卡尺

下面介绍游标卡尺的读数原理。设游标上的分格总数为A，这A个最小分格的总长度等于主尺上的（$A-1$）个最小分格的总长度。如果用X、Y分别表示游标、主尺上最小分格的长度（即最小分度值），则有：

$$AX=(A-1)Y \tag{1-1}$$

所以

$$Y-X=\frac{Y}{A} \tag{1-2}$$

若用ΔK表示主尺上一个分格长Y与游标上一个分格长X之差值，则

$$\Delta K=Y-X=\frac{Y}{A} \tag{1-3}$$

即 ΔK 等于主尺上的最小分格的长度除以游标上的总分格数。ΔK 称为游标卡尺的精度。

许多测量仪器都采用游标装置以提高仪器测量的精确性，所用游标有 10 分格、20 分格、50 分格等。有的游标刻在直尺上，也有的刻在圆盘上（比如旋光仪、分光仪、电位差计等），它们的原理和读数方法都是一样的。一般来说游标卡尺的精度可用下式计算：

$$\text{游标卡尺的精度}(\Delta K)=\frac{\text{主尺上最小分格的长度}}{\text{游标上的总分格数}} \tag{1-4}$$

例如，游标卡尺的主尺上最小分格为 1mm，游标上共有 50 个最小分格，则该游标卡尺的精度为：

$$\frac{1\text{mm}}{50}=0.02\text{mm}$$

精度 0.02mm 表示游标上最小分格的长度比主尺上最小分格长度小 0.02mm。

游标卡尺的读数包括整数部分（L）和小数部分（ΔL）。如图 1-3 所示，在测量物体的总长度时，把物体夹在量爪之间，被测物体的总长度是游标零线与主尺零线之间的距离。

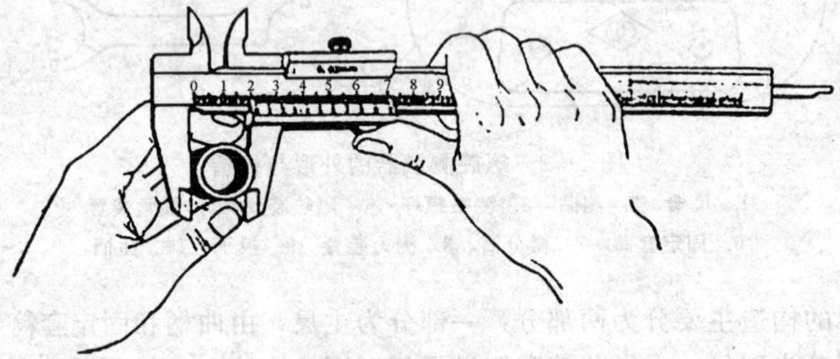

图 1-3　游标卡尺的使用

具体读数可分两部分：

(1) **主尺读数**：读出主尺上最靠近游标上“0”刻线的整数部分 L。

(2) **游标读数**：找出游标上“0”刻线右边第几条刻线与主尺的刻线对齐程度最好，用该条刻线的顺序数乘以游标卡尺的精度，即为小数部分 ΔL。两读数之和即为被测物体长度。

如图 1-4 所示，游标卡尺的精度是 0.02mm，主尺上最靠近游标“0”线的刻线在 33.00mm 和 34.00mm 之间，主尺读数为 L=33.00mm；游标上“0”线右边第 23 条刻线与主尺的刻线对得最齐，游标读数 ΔL 为 23×0.02=0.46mm。被测物体长度为：

$$L+\Delta L=33.00+0.02\times 23=23.46\text{mm}$$

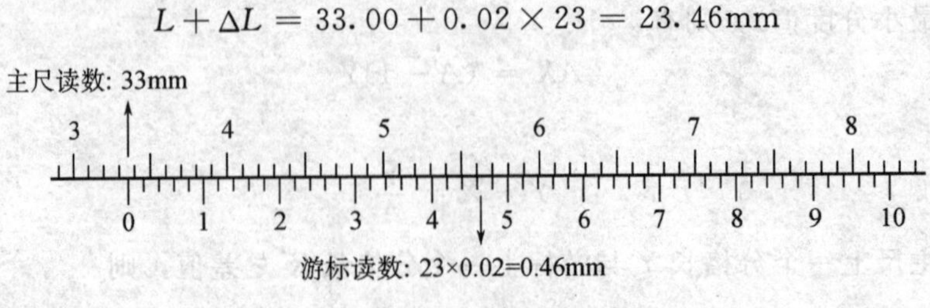

图 1-4　游标卡尺的读数

二、螺旋测微器

下面介绍螺旋测微器的读数原理。固定套筒上刻有一条横线，其下侧是一个有毫米刻度的直尺，即主尺；它的任意一根刻线与其上侧相邻线的间距是0.5mm。在微分筒的一端侧面上刻有50等分的刻度线，构成副尺。测微螺杆的螺距为0.5mm，即微分筒旋转一周，测微螺杆就前进或后退0.5mm，因此，微分筒相对于横线每转一个刻度，测微螺杆就前进或者后退$\frac{0.5}{50}=0.01$mm，这个数值就是螺旋测微器的精密度。

若测微螺杆的一端与测砧相接触，微分筒的边缘就和固定套筒上零刻度相重合，同时微分筒边缘上的零刻度线和固定套筒主尺上的横线相重合，这就是零位，如图1-5（a）所示。当微分筒逆时针旋转一周时，测微螺杆就离开测砧0.5mm。固定套筒上便露出0.5mm的刻度线，逆时针转两周，固定套筒上露出1mm的刻线，表示测微螺杆和测砧相距1mm，依此类推。因此，根据微分筒边缘所在的位置可以从主尺上读出0.5mm的整数倍的读数（0.5，1，1.5…），不足0.5mm的部分从副尺上读出。

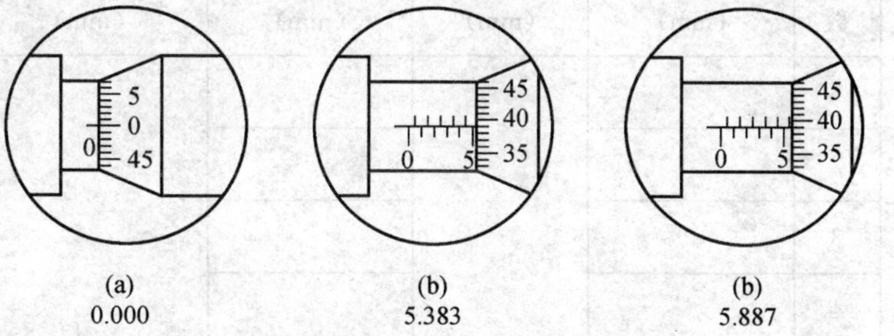

图1-5 螺旋测微器的读数

如图1-5（b）所示，在固定套筒的主尺上的读数超过5mm而又不到5.5mm，主尺的横线所对应的微分筒边缘上的刻度数已经超过了第38个刻度，但是还没达到第39个刻度，而且未过两刻度的中点，因此估读为38.3。这样，物体的长度为：

$$l = 5\text{mm} + 38.3 \times 0.01\text{mm} = 5.383\text{mm}$$

以上结果的最后一位数字3是估读的（欠准确的），它处在千分位上。

如图1-5（c）所示，在固定套筒的主尺上的读数已超过5.5mm而又不到6mm；微分筒边缘上的刻度读数超过了第38个刻度，但是还没达到第39个刻度，多出的部分约为一个格的十分之七，所以估读为38.7。因此，物体的长度应为：

$$l = 5.5\text{mm} + 38.7 \times 0.01\text{mm} = 5.887\text{mm}$$

最后一位数字7是估读的。在这里请特别注意上面（未过和超过半格）两种读数的区别。

[实验步骤]

一、游标卡尺的使用

1. 先使游标卡尺的两只量爪密切结合，测零点读数，若游标上的零刻线与主尺上的零刻线重合，则零点读为零。右手握紧主尺，用拇指移动游标卡上的小轮，使游标卡向右移动到某任意位置，固定螺丝 M 后读出长度值。在掌握操作方法和读数方法后开始测量。

2. 用游标卡尺测量圆柱体的内径、外径、深度和高度，填入表 1－1 中。注意要取不同的位置反复测量 5 次，按表中的要求填写各项，并求出圆柱体内体积、绝对误差、相对误差，写出测量结果。

二、螺旋测微器的使用

1. 掌握使用螺旋测微器的注意事项，熟悉使用方法和读数方法后，再开始测量。

2. 记下零点读数，测量小钢球的直径各 5 次。将测量值填入表 1－2 中，并求小钢球的体积、绝对误差、相对误差，写出测量结果。

［数据记录与处理］

一、游标卡尺的使用

表 1－1　游标卡尺测量圆柱体外径与高度　　精度：______ mm

	次数	测量值 (mm)	平均值 (mm)	绝对误差 (mm)	平均绝对误差 (mm)	测量结果 (mm)
外径 D (mm)	1					
	2					
	3					
	4					
	5					
高度 H (mm)	1					
	2					
	3					
	4					
	5					

圆柱体的体积　$\overline{V}_1=\frac{1}{4}\pi\overline{D}^2\,\overline{H}=$

绝对误差　$\overline{\Delta V_1}=$

相对误差　$\frac{\overline{\Delta V_1}}{\overline{V}_1}\times100\%=$

测量结果　$\overline{V}_1\pm\overline{\Delta V_1}=$

二、螺旋测微器的使用

表 1－2　　**螺旋测微器测量小钢球直径**　　精密度：______ mm

零点读数	$\Delta d=$______ mm						
	次数	读数 (mm)	测量值 (mm) (读数－Δd)	平均值 (mm)	绝对误差 (mm)	平均绝对误差 (mm)	测量结果 (mm)
小钢球直径 D (mm)	1						
	2						
	3						
	4						
	5						

小钢球的体积　　$\overline{V}_2=\frac{1}{6}\pi\overline{D}^3=$

绝对误差　　$\overline{\Delta V_2}=$

相对误差　　$\frac{\overline{\Delta V_2}}{\overline{V}_2}\times 100\%=$

测量结果　　$\overline{V}_2\pm\overline{\Delta V_2}=$

[注意事项]

一、游标卡尺

1. 不要用游标卡尺测量运动中或过热的物体。

2. 推移游标时，不要用力过大。可用左手拿着被测物体，右手拿着卡尺，用右手大拇指轻轻推移游标，使量爪触靠物体，切记不要夹得过紧或在量爪处来回擦动，以免损坏刀口。

3. 读数时要将固定螺钉 M 固定；移动游标时，应松开固定螺丝 M。

4. 用完后，必须擦净测量面，上油防锈，放回仪器盒内，切勿受潮，以保持游标卡尺的准确度，延长其使用寿命。

5. 游标卡尺应避开磁体、热源和有腐蚀性环境存放。

二、螺旋测微器

1. 测量时手要握住隔热装置，不要接触尺架，以免影响测量精度。

2. 当测微螺杆的一端靠近并接触被测物或测砧时，停止直接旋转微分筒，而改为旋转保护棘轮，当听到“咔、咔、咔”的声音后，再停止旋转保护棘轮。这样可以保证测微螺杆以适当压力加在被测物体或测砧上，松紧适当。最后，向下旋转锁紧装置手柄，开始读数。

3. 测量时，不足微分筒一格的测量值可估读。

4. 测量前要调好零位，记录零点读数（或零点误差）。如果微分筒边缘上零线与固定套筒主尺上的横线相重合，恰好为零位，零点读数为 0。如果活动套筒边缘上零线在主尺的横线下方，则零点读数为正值。例如：主尺横线与活动套筒边缘的第 5 根线重合，零点数是 +0.050mm；如果活动套筒边缘零线在主尺横线的上方，则零点读数为负值。例如：主尺上的横线与活动套筒边缘的第 45 根横线（即 0 线下方第五根线）重合，零点读数为 −0.050mm。实际物体长度应等于螺旋测微器的读数与零点读数之差。

5. 用完后，测微螺杆和测砧间要留有一定缝隙（约 1mm），防止热膨胀时两者因过度压紧而损坏螺纹。再将其擦净放入仪器盒中，置于阴凉干燥的环境中妥善保存。

[思考题]

1. 游标卡尺精密度如何计算？用游标卡尺进行测量时，如何读数？
2. 螺旋测微器的精密度如何确定？用它进行测量时如何读数？
3. 使用游标卡尺、螺旋测微器应注意哪些事项？

1-2 读数显微镜和物理天平的使用

[实验目的]

1. 了解读数显微镜和物理天平的构造和原理；学会读数显微镜和物理天平的使用方法。
2. 运用误差理论和有效数字的运算规则正确记录和处理实验数据，并分析产生误差的原因。

[实验器材]

读数显微镜、物理天平、毛细微管、圆柱体。

[仪器描述]

一、读数显微镜（移测显微镜）

读数显微镜是将测微螺旋（或游标装置）和显微镜组合起来而制成的精确测量长度的仪器。其外形结构如图 1-6 所示。

此仪器所附的显微镜是低倍的（20 倍左右），由目镜、十字叉丝（靠近目镜）和物镜三部分组成。测微螺旋的主尺是毫米刻度尺，它的螺距是 1mm，测微鼓轮的周边等分为 100 个分格。每转一个分格，显微镜移动 0.01mm，所以其测量精密度也是 0.01mm。转动测微鼓轮使显微镜移至某一位置时的读数，可由主尺上的指示值（毫米的整数读数）加上测微鼓轮上的读数得到。

二、物理天平

天平按其精确程度分为物理天平和分析天平。物理天平的构造如图 1-7 所示。在横梁的中点和两端共有三个刀口，中间的刀口安放在支柱顶端用玛瑙或硬质合金钢制造的刀垫上，秤盘悬挂在两端的刀口上。可移动的游码附在横梁上，做小游码用。常用物理天平最大

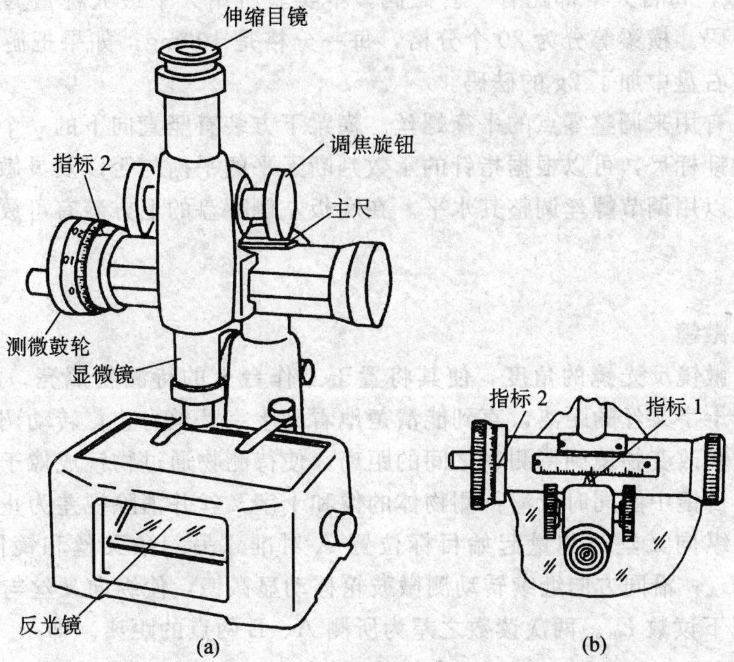

图 1-6 读数显微镜

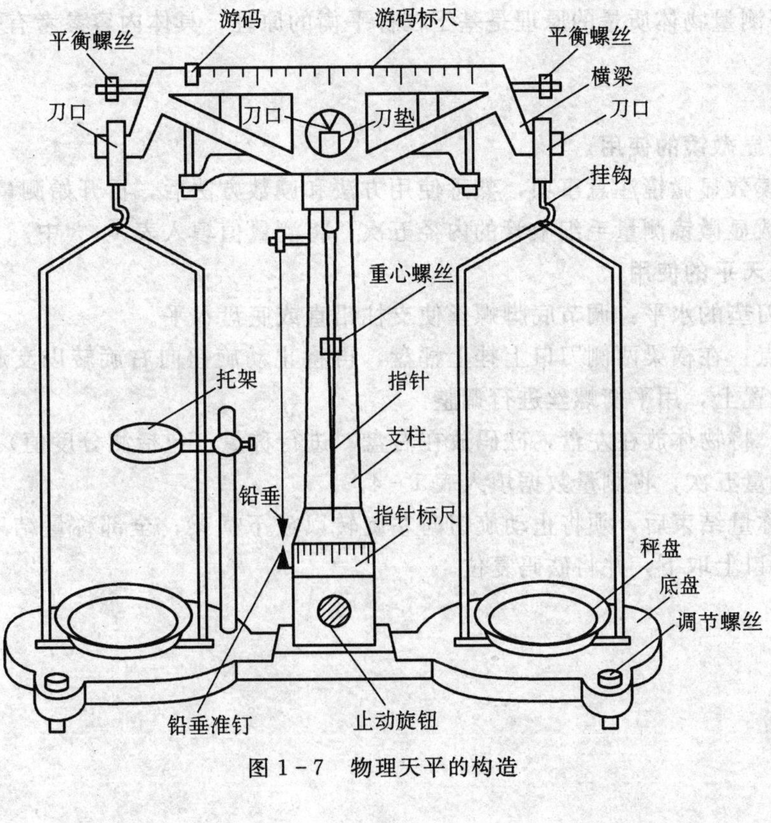

图 1-7 物理天平的构造

称量一般为 500g，每台天平都配有一套砝码。本实验所用天平最大称量为 1000g，1g 以下质量的称量用游码。横梁等分为 20 个分格，每一分格是 100mg，如果把游码从横梁左端移到右端，等于在右盘中加了 2g 的砝码。

横梁两侧还有用来调整零点的平衡螺丝。横梁下方装有竖直向下的一个指针，支柱上的指针下方装有指针标尺，可以根据指针的示数判断天平的平衡与否以及灵敏度。天平底座上装有水准仪，可以用调节螺丝调整其水平。在底板左侧秤盘的上方装有可放置物品的托架。

[实验原理]

一、读数显微镜

改变读数显微镜反光镜的角度，使其将置于工作台上的待测物照亮；调节显微镜的目镜，改变目镜和十字叉丝的距离，直到能清楚地看到十字叉丝为止；转动调焦旋钮，通过由下而上移动显微镜改变物镜到待测物之间的距离，使待测物通过物镜成像于十字叉丝所在的平面上，直到在目镜中能同时看清待测物体的像和十字叉丝并消除视差为止；转动测微鼓轮移动显微镜，使纵向叉丝与测量起始目标位置 A 对准（另一条叉丝和镜筒的移动方向平行），记下读数 L_A；沿同方向继续转动测微鼓轮移动显微镜，使纵向叉丝与测量目标的终点位置 B 对准，记下读数 L_B。两次读数之差为所测 A、B 两点的距离。即

$$L = L_B - L_A \tag{1-5}$$

二、物理天平

物理天平测量物体质量的原理是基于杠杆平衡的原理，具体内容参考有关书籍。

[实验步骤]

一、读数显微镜的使用

1. 掌握读数显微镜注意事项，熟悉使用方法和读数方法后，再开始测量。

2. 用读数显微镜测量毛细微管的内径五次，将测量值填入表 1-3 中。

二、物理天平的使用

1. 调节刀垫的水平：调节底脚螺丝使支柱铅直或底盘水平。

2. 调零点：在横梁两侧刀口上挂上秤盘，再将止动旋钮向右旋转以支起横梁，最后将游码放在零位置上，用平衡螺丝进行调整。

3. 称量：将物体放在左盘，砝码放在右盘，进行称量（包括测分度值）。用天平称圆柱体的质量，测量五次，将测量数据填入表 1-4。

4. 每次称量结束后，须将止动旋钮向左旋转以放下横梁；全部称量结束后，应将挂秤盘的吊钩从刀口上取下，并将砝码复位。

[数据记录与处理]

表 1-3　　读数显微镜测量毛细微管内径　　精密度：______ mm

	次数	测量值（mm）	平均值（mm）	绝对误差（mm）	平均绝对误差（mm）	测量结果（mm）
毛细微管内径 d（mm）	1					
	2					
	3					
	4					
	5					

表 1-4　　物理天平测量圆柱体质量

	次数	测量值（g）	平均值（g）	绝对误差（g）	平均绝对误差（g）	测量结果（g）
圆柱体质量 m（g）	1					
	2					
	3					
	4					
	5					

圆柱体的密度　$\overline{\rho}=\frac{\overline{m}}{\overline{V}}=$

绝对误差　$\overline{\Delta\rho}=$

相对误差　$\frac{\overline{\Delta\rho}}{\overline{\rho}}\times 100\%=$

测量结果　$\overline{\rho}\pm\overline{\Delta\rho}=$

[注意事项]

一、读数显微镜

1. 在用调焦旋钮对被测物进行调焦前，应先使显微镜镜筒下降接近被测件，然后从目镜中观察，旋转调焦旋钮，使镜筒慢慢向上移动，避免两者相碰挤坏被测物。

2. 防止回程差。由于螺杆和螺母不可能完全密接，螺旋转动方向改变时，其接触状态也会改变。所以移动显微镜，使其从反方向对准同一目标的两次读数将不同，由此产生的误差称为回程差。为防止回程差，在测量时应向同一方向转动测微鼓轮，使叉丝和各目标对准，若移动叉丝超过目标时，要多退回一些，再重新向同一方向转动测微鼓轮对准目标。

3. 读数显微镜较为精密，要保持仪器的清洁，使用和搬动时，要小心谨慎，避免碰坏。

二、物理天平

1. 天平的负载不得超过其最大称量，以避免损伤横梁和刀口。

2. 只能在制动的状态下取放物体和砝码或转动平衡调节螺丝。只有在判断天平处在平衡位置时才能将天平启动，启动、制动天平的动作要轻。

3. 被测物放在左盘，砝码加在右盘。不得用手拿砝码，必须用镊子夹取。用过的砝码要直接放到砝码盒中原来的位置，注意保护砝码的准确性并防止小砝码的丢失。

4. 为防止天平与砝码的锈蚀、污染以及机械损伤，液体、高温物品、带腐蚀性的化学品等不得直接放在秤盘上。

[思考题]

1. 使用读数显微镜对物体进行测量时，应该如何操作？需要注意哪些问题？

2. 根据误差计算公式写出圆柱体密度的绝对误差 $\Delta\rho$ 的表达式。

实验二　液体黏度的测定

[实验目的]

1. 了解黏滞流体的特性。
2. 掌握用沉降法和毛细管法测定液体黏度的原理和方法。

2-1　沉　降　法

[实验器材]

玻璃圆筒、温度计、秒表、比重计、螺旋测微计或读数显微镜、游标卡尺、米尺、待测液体（蓖麻油、变压器油、甘油等）、小钢球（钢球直径一般在 0.5～1.5mm 之间为宜，常用圆珠笔芯中的钢球）等。

[仪器描述]

沉降法测量液体黏度的实验装置为一玻璃圆筒，内盛待测液体，如图 2-1 所示。在玻璃圆筒上有两道水平标记线 N_1 和 N_2，其间距为 l。实验时，使一颗小钢球自液面静止开始下落。小球在液体中下落时，受到三个力的作用：方向垂直向下的重力、方向垂直向上的浮力和与运动方向相反的阻力 f，该阻力是由被吸附在小球表面的一层液体与紧邻的另一层液体的摩擦而产生的，而不是小球与液体之间直接产生的。刚开始下落时，小球的重力 G 大于浮力 F 与阻力 f 之和，于是小球作加速运动。随着小球下落速度的加快，阻力也随之增加。当速度增加到某一数值时，这三个力的合力等于零，此后小球就以该速度匀速下落，该速度称为收尾速度。一般下落到 N_1 标线时，小球开始做匀速运动。实验中，通过测量小球经 N_1 至 N_2 水平标记的时间和两标线的间距 l 来求出小球的收尾速度。小球下落到圆筒底部后，可采取一定的办法捞起来重用，整个圆筒放在一个具有调节水平底脚螺丝的圆盘底座上。

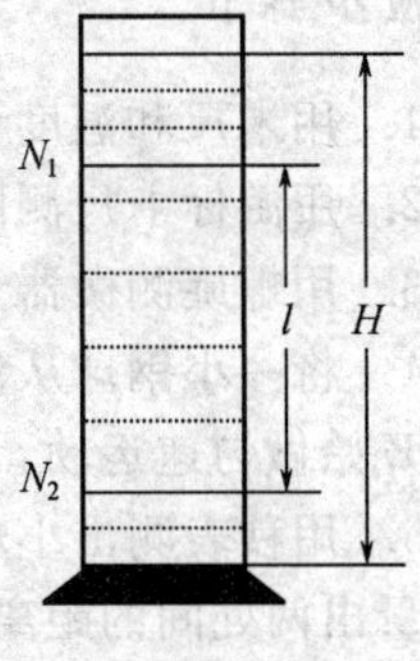

图 2-1　沉降法测量液体黏度的实验装置

[实验原理]

根据斯托克斯定律，小钢球在液体中所受的阻力为 $f=6\pi\eta rv$，其中，η 为液体的黏滞系数，r 为小钢球的半径，v 为小钢球在液体中运动的速度。如前所述，小球在液体中下降时，同时受到重力 G、浮力 F 和阻力 f 的作用。

当 $G>F+f$ 时，小球变加速下降。由于阻力 f 与速度 v 成正比，因而速度增加时阻力也随之增大。

当 $G=F+f$ 时，小球在平衡力作用下均速下降，此时的速度称为收尾速度，用 v_m 表示。设小球半径为 r，密度为 ρ_0，液体的密度为 ρ，则

$$\frac{4}{3}\pi r^3\rho_0 g=\frac{4}{3}\pi r^3\rho g+6\pi\eta r v_m$$

$$\eta=\frac{2(\rho_0-\rho)gr^2}{9v_m} \tag{2-1}$$

斯托克斯定律是在假设小球在无限宽广的媒质中运动时得出来的规律，因此，由斯托克斯定律得出的公式 2-1 在应用于有限媒质（圆筒中的液体）时必然会产生偏差。理论指出，如小球沿圆筒中央轴线在液体中下降，式 2-1 应作如下修正：

$$\eta=\frac{2(\rho_0-\rho)gr^2}{9v_m\left(1+2.4\frac{r}{R}\right)\left(1+3.3\frac{r}{h}\right)}=\frac{(\rho_0-\rho)gd^2}{18v_m\left(1+2.4\frac{d}{D}\right)\left(1+3.3\frac{d}{2h}\right)} \tag{2-2}$$

其中，D 为玻璃圆筒的内经，d 为小钢球的直径，h 为玻璃圆筒内待测液体的高度，g 为重力加速度，根据地区的不同而取不同的值，比如南京地区 $g=9.794\mathrm{m\cdot s^{-2}}$。

根据式 2-2，只要测出 v_m、D、d、h、ρ、ρ_0，便可求出该温度下液体的黏度 η。

[实验步骤]

1. 用米尺和温度计测出玻璃圆筒内待测液体的高度 h 和温度 T，并测出液体的密度 ρ。
2. 用游标卡尺测圆筒的内经 D，在不同的位置测五次，求其平均值。
3. 用螺旋测微器（或读数显微镜）测出各个小钢球的直径 d，逐一记录于表 2-1 中。
4. 将一小钢球从液面中心附近轻轻放下。观察小球的运动情况，估计（目测）小球在何处开始做匀速运动，记下该位置，待下次正式测量时从该处开始计时（可参阅补充说明）。
5. 用秒表测出小球开始作匀速运动处至某处（两处相距应大于 20cm）所需的时间 t，准确量出两处间的距离 s，并记录于表 2-1 中，求出收尾速度 v_m。
6. 重复 4、5 步骤，用 5 个已测出直径的小钢球测 5 次，每次测量时都要注意液体的温度，并记录在表 2-1。

[数据记录与处理]

圆筒内待测液体的高度 $h=$　　　　　圆筒的内经 $D=$

待测液体的密度 ρ=　　　　　　　　小钢球的密度 ρ_0=

表 2-1　　　　**沉降法测液体黏度实验数据记录表**

次数	钢球直径 d (mm)	运动路程 s (mm)	运动时间 t (s)	速度 $v_m=\frac{s}{t}$ ($m\cdot s^{-1}$)	液体温度 T (℃)	黏度 η (Pa • s)
1						
2						
3						
4						
5						

实验结果：

平均相对误差：

[注意事项]

1. 在测量小钢球直径时，以及在整个实验过程中，都要保持小钢球表面清洁。

2. 将一小钢球从液面中心附近轻轻放下，不能偏离中心太多，且不要用力抛下。

3. 仔细观察小钢球的运动情况，计时过程中一定要“平视”，以避免俯视或仰视带来的误差。

4. 比较正确地（可参阅补充说明）记下小球在何处开始做匀速运动，待下次正式测量时从该处开始计时。

[补充说明]

下面讨论当小钢球从液面无初速度下落时，小球要经过多长时间才开始作匀速运动。

小钢球从液面下降时，作变加速运动，其运动的微分方程为

$$G-F-6\pi\eta r v = m\frac{dv}{dt}$$

用分离变量法解此微分方程，利用初始条件 $t=0$ 时，$v=0$，可得

$$v = v_m(1-e^{-\frac{t}{\tau}}) \qquad (2-3)$$

式 2-3 中 e 为自然对数的底数，$v_m=\frac{G-F}{6\pi\eta r}=\frac{2(\rho_0-\rho)gr^2}{9\eta}$，即公式 2-1，则时间常数 $\tau=\frac{m}{6\pi\eta r}=\frac{\frac{4}{3}\pi r^3\rho_0}{6\pi\eta r}=\frac{2r^2\rho_0}{9\eta}$。

对式 2-3 求导数，得

$$a=\frac{dv}{dt}=\frac{v_m}{\tau}e^{-\frac{t}{\tau}} \qquad (2-4)$$

由式 2-3 和式 2-4 可知，速度随时间 t 的增大而增大，而加速度却随时间 t 的增大而减小。当 $t\to\infty$ 时，$v=v_m=$ 恒量。这表明要经过无穷大时间，小球才开始作匀速运动。然而，当 $t=5\tau$ 时，则 $v=0.933v_m$，这时的速度已经非常接近恒量 v_m 了。因此，实际上只要经过有限时间，即可认作匀速运动。

对于甘油和小钢球而言，取 $\eta=0.83\text{Pa}\cdot\text{s}$，$r=1\times10^{-3}\text{m}$，$\rho_0=7.8\times10^3\text{kg}\cdot\text{m}^{-3}$，则

$$\tau=\frac{2r^2\rho_0}{9\eta}=\frac{2\times(10^{-3})^2\times7.8\times10^3}{9\times0.83}\approx2\times10^{-3}\text{s}$$

故当 $t=5\tau=10^{-2}\text{s}$ 时，小球就开始作匀速运动，可见这一时间是很短的。实验时可根据 $t\geqslant5\tau$ 来估计小球开始作匀速运动的位置。

[思考题]

1. 为什么在整个实验过程中，都要保持小钢球表面清洁。
2. 半径不同的两个实心小钢球在液体中下降时，哪个钢球下降得较慢，为什么？
3. 为什么要把小钢球从液面中心放下？
4. 为什么测量液体的黏度时，要及时测量液体的温度？

2-2 毛细管法

[实验器材]

奥氏黏度计或乌氏黏度计、温度计、秒表、量杯、洗耳球（吸球）、大烧杯、支架、比重计、蒸馏水、待测液体等。

[仪器描述]

仪器装置如图 2-2 所示，其中形状如 U 形的玻璃管称为奥氏黏度计，它的一边管子较粗，另一边管子较细，细管中的 L 为一段毛细管，A 为一小球泡，B 为一大球泡，在小球泡的上下有刻痕 m、n。实验时将黏度计放入盛水的烧杯内，以保持测量时温度恒定。温度可由插入烧杯内的温度计 C 读出。黏度计用支架 D 上的夹子 E 固定，并使其保持垂直。

[实验原理]

当实际液体在毛细管中作稳定流动时，实际液体与管壁接触处的速度为零，越靠近管子中心，流速越大，或者说，从中心到管壁存在速度梯度 $\frac{dv}{dr}$。可以想象管中的液体是由无数片半径不同的同轴圆柱形的薄层（即流层）组成的。因为各流层的流速不同，所以相邻两流层之间就有沿切向的相互作用力，即内摩擦力。实验证明，内摩擦力 $f=-\eta\frac{dv}{dr}S$，式中 S

为相邻两圆筒形流层的侧面积，因为$\frac{dv}{dr}$实际为负值，所以式中的负号是为了表明 f 为正值。

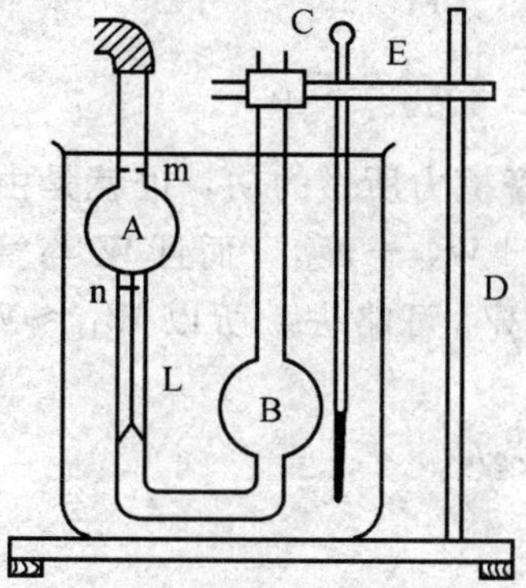

图 2－2　毛细管法测量液体黏度的实验装置

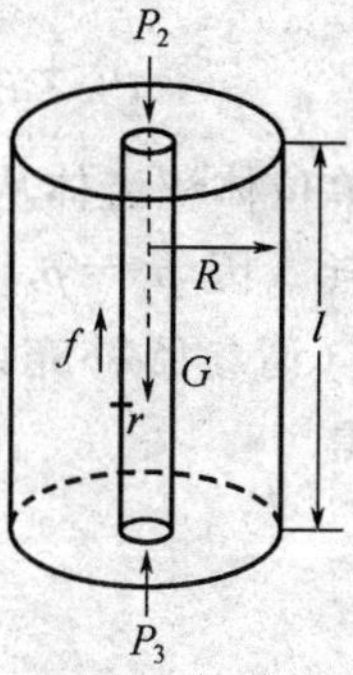

图 2－3　同轴圆柱液体

设在毛细管中取半径为 r 的一段同轴圆柱液体，如图 2－3 所示，圆柱液体的侧面将受到邻近薄层的切向内摩擦力 $f=-\eta\frac{dv}{dr}2\pi rl$（方向向上），底面受到向上的压力 $p_3\pi r^2$，顶面受到向下的压力 $p_2\pi r^2$，重力 $G=\rho gl\pi r^2$，当各力平衡时有

$$\rho gl\pi r^2+p_2\pi r^2-p_3\pi r^2-\left(-\eta\frac{dv}{dr}2\pi rl\right)=0$$

整理后得

$$dv=-\frac{\rho gl+(p_2-p_3)}{2\eta l}r\,dr$$

积分

$$v=-\frac{\rho gl+(p_2-p_3)}{4\eta l}r^2+c$$

c 为积分常数，在 $r=R$（为毛细管半径）处，$v=0$，则

$$c=\frac{\rho gl+(p_2-p_3)}{4nl}R^2$$

将 c 代入后得

$$v=\frac{R^2-r^2}{4\eta l}[\rho gl+(p_2-p_3)]$$

毛细管中的液体的流量为

$$Q=\int v dS=\int_0^R\frac{R^2-r^2}{4\eta l}[\rho gl+(p_2-p_3)]2\pi r\,dr=\frac{\pi R^4}{8\eta l}[(p_2-p_3)+pgl] \tag{2-5}$$

若毛细管水平放置，则只考虑水平方向的压力差和内摩擦力的平衡，舍去式 2－5 最右边大括号内与重力有关的项（ρgl），从而式 2－5 简化为

$$Q=\frac{\pi R^4}{8\eta l}(p_2-p_3) \tag{2-6}$$

式 2－6 就是泊肃叶定律。

在本实验中采用奥氏黏度计，设液体在黏度计中的瞬时位置如图 2－4 所示，应用不可压缩的黏滞性流体作稳定流动的伯努利方程于 1、4 两点，得：

$$p_1+\rho gh_1+\frac{1}{2}\rho v_1^2=p_4+\rho gh_4+\frac{1}{2}\rho v_4^2+W_{14}$$

式中 W_{14} 表示单位体积流体从“1”处流到“4”处克服摩擦力所做的功，也就是由摩擦力而导致的能量损耗。因 $p_1=p_4=p_0$（大气压）；$W_{14}=W_{12}+W_{23}+W_{34}$，而且 W 与管的半径的四次方成反比（请参阅补充说明中的注解），故 W_{12} 及 W_{34} 可略去。所以 $W_{14}\approx W_{23}$。由于 $v_1\approx v_4$，因而得

$$W_{23}=\rho g(h_1-h_4)=\rho gh \tag{2-7}$$

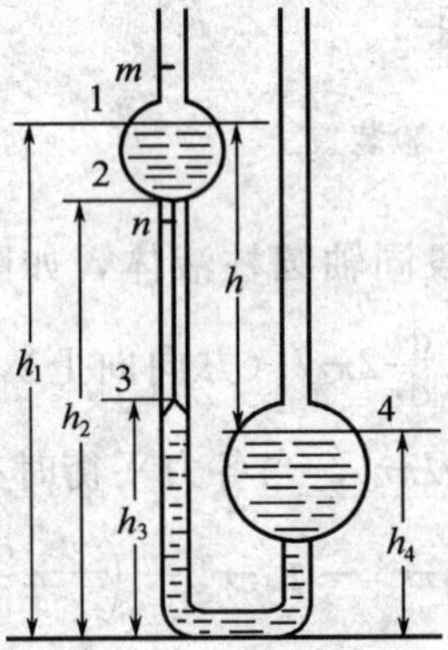

图 2－4　液体在奥氏黏度计中的瞬时位置

再将伯努利方程应用于图中的 2、3 两点，则有

$$p_2+\rho gh_2+\frac{1}{2}\rho v_2^2=p_3+\rho gh_3+\frac{1}{2}\rho v_3^2+W_{23}$$

因毛细管截面相同，则有 $v_2=v_3$，所以

$$W_{23}=(p_2-p_3)+\rho g(h_2-h_3)=(p_2-p_3)+\rho gl \tag{2-8}$$

比较式 2－7 和式 2－8 得

$$(p_2-p_3)+\rho gl=\rho gh$$

将上式代入流量方程式 2－5，得

$$Q=\frac{\pi R^4}{8\eta l}\rho gh \tag{2-9}$$

设在 t 时间内流出毛细管的液体体积为 V，则

$$\mathrm{d}V=Q\mathrm{d}t=\frac{\pi R^4}{8\eta l}\rho gh\,\mathrm{d}t$$

或

$$\frac{\mathrm{d}V}{h}=\frac{\pi R^4\rho g}{8\eta l}\mathrm{d}t$$

等号两边分别积分得

$$\int_0^{V_0}\frac{\mathrm{d}V}{h}=\frac{\pi R^4\rho g}{8\eta l}\int_0^t \mathrm{d}t=\frac{\pi R^4\rho g}{8\eta l}(t-t_0)$$

$$=\frac{\pi R^4\rho g}{8\eta l}\Delta t \tag{2-10}$$

当左边液面在 m 处时，时刻为 t_0，$V=0$；当液面下降到 n 处时，时刻为 t，$V=V_0$。V_0 为容器在 m、n 之间的容积，表示在 Δt 时间内有体积 V_0 的液体从毛细管流出。变量 V 表示左边液面到上刻痕 m 处的瞬时容积，显然 V 的变化必然引起 h 的变化，即 h 是 V 的函数。

现将体积相同但性质不同的两种液体，先后注入黏度计中，测出两种液体的液面从左边的 m 处下降到 n 处的时间分别为 Δt_1 和 Δt_2。由于两种液体流过毛细管的起始位置相同，h 的变化均相同，因而式 2－10 的左边积分对两种液体完全相等，因此

$$\int_0^{V_0}\frac{\mathrm{d}V}{h}=\frac{\pi R^4\rho_1 g}{8\eta_1 l}\Delta t_1=\frac{\pi R^4\rho_2 g}{8\eta_2 l}\Delta t_2$$

$$\frac{\rho_1}{\eta_1}\Delta t_1=\frac{\rho_2}{\eta_2}\Delta t_2 \tag{2-11}$$

若已知一种液体的黏度 η_1，测出 ρ_1 和 ρ_2 及 Δt_1 和 Δt_2，则另一种液体的黏度 η_2 即可根据式 2－11 求出。

［实验步骤］

1. 在大烧杯内注入一定的清水，作为恒温槽。

2. 用少量蒸馏水将黏度计的内部冲洗干净并烘干。

3. 从粗管口注入 10～15ml（根据当时所用黏度计的容量来决定）的蒸馏水（作为标准液）。

4. 将黏度计竖直地固定在大烧杯水中，再将温度计插入杯内。

5. 将压瘪的洗耳球（吸球）套在细管的管口上，利用洗耳球（吸球）在恢复形变时所产生的负压使液面上升到 B 泡上端刻痕 m 以上，然后取下洗耳球（吸球），这时要注意液面下降情况，当液面降到刻痕 m 时开始计时，至液面下降到刻痕 n 时终止计时，记录液面从 m 处下降到 n 处所需时间 Δt_1。

6. 重复步骤 5，操作 5 次，并将每次液面下降的时间记录于数据表 2－2 中。

7. 将黏度计中的蒸馏水全部倒掉，换上同体积、同温度的待测液体，重复步骤 5、6，把每次液面下降的时间 Δt_2 记录于表 2－2 中。

8. 测出蒸馏水和待测液体的密度，并做好记录。

9. 从书的附录中查出蒸馏水在室温下的黏度 η_1，利用公式 2－10 算出待测液体在室温下的黏度 η_2。

［数据记录与处理］

环境温度 $T=$　　　　　蒸馏水的密度 $\rho_1=$

待测液体的密度 $\rho_2=$　　　　　蒸馏水的黏度 $\eta_1=$

表 2-2 毛细管法测液体的黏度实验数据

次　数	标准液流经毛细管时间 Δt_1 (s)	待测液流经毛细管时间 Δt_2 (s)	$\eta_2=\frac{\rho_2}{\rho_1}\frac{\overline{\Delta t_2}}{\overline{\Delta t_1}}\eta_1$ (Pa · s)
1			
2			
3			
4			
5			
平　均			

实验结果：

平均相对误差：

[注意事项]

1. 要小心将黏度计固定在支架上，以避免折断，并保持垂直。
2. 洗耳球（吸球）与黏度计接触也要小心，以免弄断黏度计。
3. 使用奥氏黏度计测量时，装入黏度计的标准液和待测液的体积一定要相等。

[补充说明]

1. 注解

由流量表达式 $Q=\frac{\pi R^4}{8\eta l}[(p_2-p_3)+\rho g l]=\frac{\pi R^4}{8\eta l}W_{23}$，可得

$$W_{23}=\frac{8\eta l}{\pi R^4}Q$$

在稳定流动中 Q 为恒量，因此 W 与管的半径的四次方成反比。

2. 乌氏黏度计

这里介绍另一种乌氏黏度计，其结构如图 2-5 所示。该黏度计由 A、B、C 三根玻璃管组成，彼此相通，管 B 中有长为 l 的毛细管、小球泡 E 及大球泡 F，大球泡 F 上下各有横刻痕 m、n。液体从管 A 注入，用手指封闭管 C，再在管 B 上端用洗耳球把液体吸进管 B，使液面上升至刻痕 m 以上小球泡 E。这时放开手指（因管 C 与大气相通，液体在毛细管下端断开，在黏度计底部留有残液），并同时仔细观察液面缓慢下降情况。图 2-5 表示实验开始后液体在黏度计中的瞬时位置。使用乌氏黏度计测量液体黏度的原理与前面介绍的奥氏黏度计基本相同，应用公式

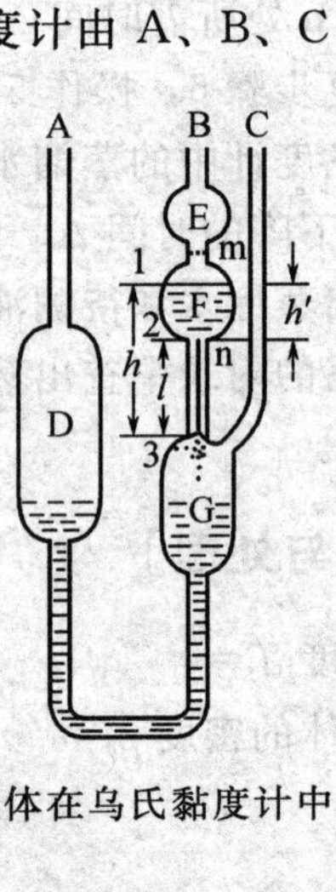

图 2-5　液体在乌氏黏度计中的瞬时位置

$$Q=\frac{\pi R^4}{8\eta l}[(p_2-p_3)+\rho gl] \tag{2-12}$$

由于管 C 与大气相通，因而毛细管下端的压强 $p_3=p_0$（大气压）。忽略能量损耗及液面 1 与毛细管上端 2 处液体下降速度的差异，则毛细管上端的压强 $p_2\approx p_0+\rho gh'$。将 p_2、p_3 代入式 2-12 得

$$Q=\frac{\pi R^4}{8\eta l}[(\rho_0+\rho gh'-\rho_0)+pgl]=\frac{\pi R^4}{8\eta l}\rho gh \tag{2-13}$$

其中，$h=h'+l$。式 2-12 与前面从奥氏黏度计中导出的式 2-9 完全相同，h 也是体积 V 的函数，随 V 的变化而变化。因此，通过相同的推导可以得到最后的公式 2-11。

乌氏黏度计与奥氏黏度计的不同之处在于乌氏黏度计的毛细管下端有玻璃管 C 与大气相通，使毛细管下端的压强始终为大气压，只要测出液面从刻痕 m 下降到刻痕 n 所经过的时间 Δt，无论是标准液体还是待测液体，它们流经毛细管的体积总是相同的，h 的变化也是相同的。所以使用乌氏黏度计比起使用奥氏黏度计要方便、准确，注入黏度计内的标准液体和待测液体的体积也不要求相同。

用乌氏黏度计测液体黏度的实验步骤和注意事项等与奥氏黏度计的相同。

[思考题]

1. 使用奥氏黏度计时注入黏度计中的标准液体和待测液体的体积为什么必须相同？
2. 在实验中，为什么要保持黏度计竖直？
3. 使用乌氏黏度计时，注入黏度计中的标准液体和待测液体的体积为什么可以不等？
4. 实验操作中，哪些操作容易折断黏度计？

实验三 液体表面张力系数的测定

[实验目的]

掌握利用毛细管中液柱的升高测定液体表面张力系数的原理和方法。

[实验器材]

毛细管、毛细管架、烧杯、待测液体（蒸馏水）、温度计、读数显微镜、液面测高仪等。

[仪器描述]

读数显微镜的外形如图 3-1 所示。目镜 1 安插在棱镜座 2 的目镜套筒内，目镜止动卷 16 可以用止动螺丝固定目镜的位置，棱镜底座能够转动。物镜 4 直接旋在镜筒 3 上，组合成为显微镜，转动调焦手轮 15 使显微镜上下升降进行调焦，支架 13 通过旋手 12 紧固在立柱 14 的适当位置上。

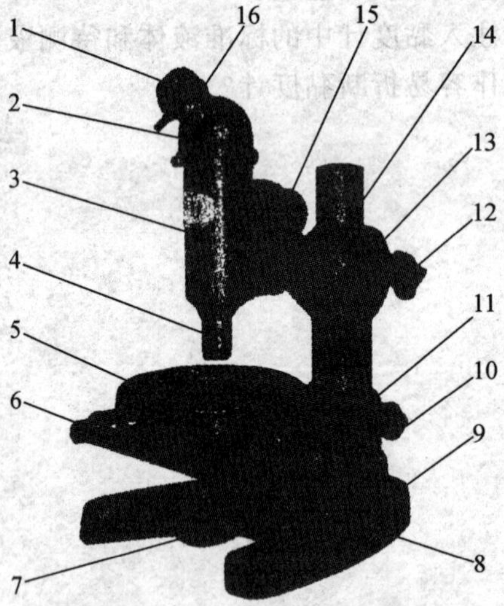

图 3-1　显微镜外形图

$X-Y$ 轴直角测量坐标中，当旋转测微鼓轮 9 时测量工作台 5 沿 X 轴移动，测微鼓轮边上刻线为 100 等份，每格相当于移动量 0.01mm。Y 轴方向的测微器 6 的边上用刻线分成 50 等份，每格移动量也为 0.01mm。

测量工作台的四周刻有角度值，绕垂直轴旋转后由游标读数，分格值 $6'$。测量工作台装配在平台 11 上，平台与立柱 14 可用旋钮 10 紧固，如果需要，平台可以拆卸。反光镜 7 安装在底座 8 上，根据光源方向可以四面转动，以便得到明亮的视场。

读数显微镜的调整方法：

(1) 目镜调节：调节目镜 1 与准线分划板的距离，直到测量者通过目镜看清读数准线为止。

(2) 对待测物调焦：将待测样品放在载物平台上，微调物镜与样品间的距离。调节时，为了保护样品和物镜，总是先旋转调焦手轮 15，将显微镜筒调至样品上方最低位置，然后，再将显微镜筒自下而上缓慢提升进行调焦，直到看清待测物，且没有视差。

(3) 测量读数：转动测微鼓轮 9 使载物台作横向（沿 X 轴）移动，转动纵向（沿 Y 轴）调节旋钮 6，让载物台作纵向移动，使待测样品的像位于视场之中。此时再仔细旋转测微鼓轮，使读数准线依次对准待测部分像的两端，两读数之差，即为待测部分的线度。与测微目镜一样，在测量过程中，只能沿同一个方向转动鼓轮，而不能在一次测量中来回转动鼓轮，以免引起螺距差。

将焦利秤上的弹簧换成测量杆 F 后就成了一台液面测高仪。其结构如图 3－2 所示。A 为垂直圆筒形支架，圆筒里有一升降金属 B，B 杆的升降可通过旋钮 D 控制，升降的距离可通过杆上的主尺从 A 上的游标 C 读出，测量杆 F 连接在与 B 相连的横架 OP 上，可借助于旋钮 D 升降。毛细管通过丝线自由悬挂在支架 A 的金属钩子上。装待测液体的烧杯放在平台 H 上。若松开支撑平台套筒的夹子，平台的高低就可以上下升降（粗调）。调节平台下的螺丝 Q，可使平台缓慢升降（微调）。通过调节旋钮 E 来校准水平。

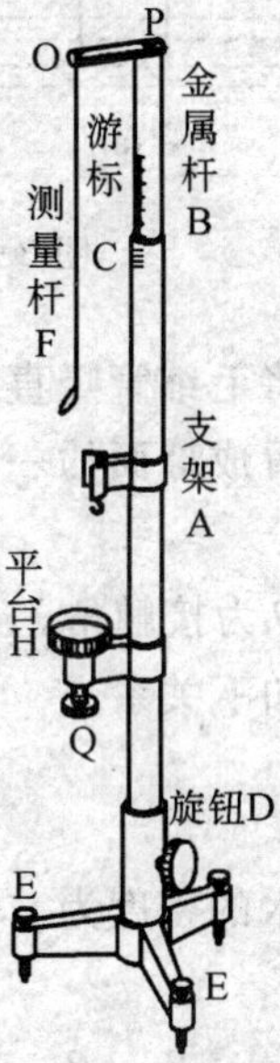

图 3－2　液面测高仪

[实验原理]

设想在液面上有一线段，如图 3－3 所示，在此线段两边有沿着液面切线方向而垂直于此线段的力作用于对方，这个力就是液体表面所具有的张力，称为表面张力。表面张力 f 的大小正比于线段 MN 的长度 L，即

$$f = \alpha L \tag{3-1}$$

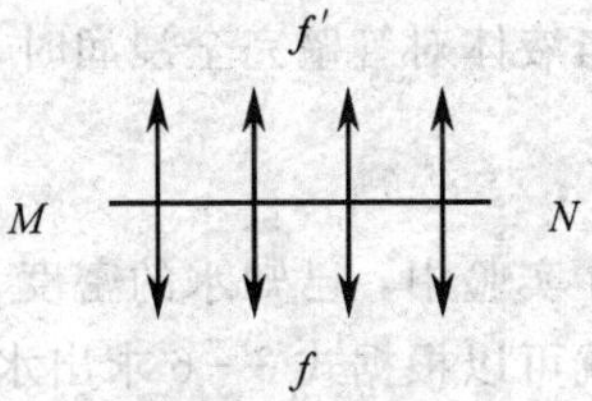

图 3－3　表面张力

其中，比例系数 $\alpha=\frac{f}{L}$ 即为该液体的表面张力系数，在数值上，等于沿液体表面垂直作用于单位长度线段上的张力，它的单位为牛顿·米$^{-1}$（N·m^{-1}）。

液体表面的物理性质与张紧的弹性薄膜相似。当液体为曲面时，由于它有变平的趋势，因而弯曲的液面产生一个附加压强，对下层的液体施以压力。当液面呈凸面时，此压力为正，当液面呈凹面时，此压力为负。在图 3－4 (a) 中，由于毛细管中的液面是凹面，所以它对下层的液体施以负压，这时管内液面下方 B 点的压强小于液面上方的大气压，而管外与B同一水平面上的C点，它的压强等于大气压强，此时，液体压强不能平衡，液体将由管外流向管内，使管中液面升高，直至B点和C点的压强相等为止，如图3-4(b)所示。

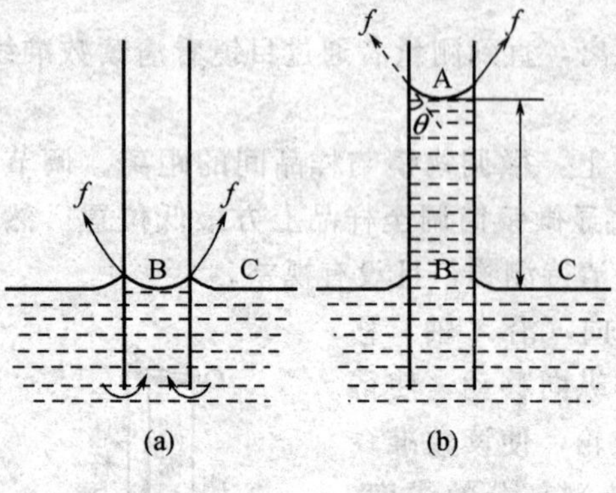

图3-4 毛细现象

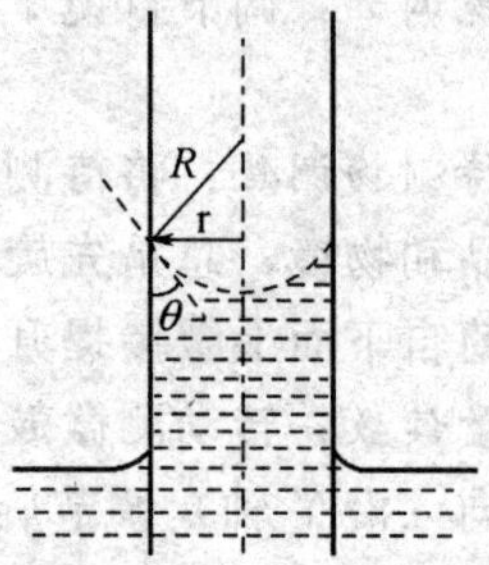

图3-5 毛细管半径 r 与球曲率半径 R 间的关系

将毛细管竖直插入水中，管中的水沿毛细管上升，因为毛细管很细，所以管内水面可近似地看成球面的一部分，如图3-5所示。毛细管半径 r 与球面曲率半径 R 间有下列关系：

$$R\cos\theta = r \tag{3-2}$$

式中 θ 为接触角。可以证明，球形水面的附加压强 p_S 与水的表面张力系数 α、球形水面半径 R 有如下关系

$$p_S = \frac{2\alpha}{R} \tag{3-3}$$

假设水的密度为 ρ，水沿毛细管上升的高度为 h，则有

$$p_S = \rho g h \tag{3-4}$$

因为 $p_S = \frac{2\alpha}{R} = \frac{2\alpha}{r}\cos\theta$，所以

$$\alpha = \frac{\rho g h r}{2\cos\theta} \tag{3-5}$$

当液体对管壁完全浸润时，$\theta = 0$，则

$$\alpha = \frac{\rho g h r}{2} \tag{3-6}$$

在实验中，已知水的密度 ρ 和重力加速度 g，通过测定毛细管半径 r，以及水面上升高度 h，就可以根据式3-6求出水的表面张力系数 α。

附注：

1. 纯净的水和清洁的玻璃间接触角 θ 近似为零。

2. h 是A、C之间的高度差，而在此高度上，在凹面周围还有少量的水，当毛细管很细时，管中凹面呈半球形，在凹面周围的水的体积可近似地等于 $(\pi r^2)r - \frac{1}{2}\left(\frac{4}{3}\pi r^3\right) = \frac{r}{3}\pi r^2$，即等于 $\frac{r}{3}$ 高的水柱的体积。因此，上述讨论中的 h 值应增加 $\frac{r}{3}$ 的修正值，于是：

$$\alpha = \frac{\rho g r}{2}\left(h + \frac{r}{3}\right) \tag{3-7}$$

当用毛细管的内直径 d 表示时，则有：

$$\alpha = \frac{\rho g d}{4}\left(h + \frac{d}{6}\right) \tag{3-8}$$

当 $h \gg r$ 时，上式可近似地写为：

$$\alpha = \frac{\rho g h r}{2} \text{ 或 } \alpha = \frac{\rho g h d}{4}$$

3. 水的表面张力系数与温度的关系，有下面的经验公式：

$$\alpha_t = (75.6 - 0.14t) \times 10^3 \quad (\mathrm{N \cdot m^{-1}}) \tag{3-9}$$

式中 α_t 为温度 t℃时的表面张力系数。

4. 附加压强公式 3-4 的推导。这里应用功-能原理导出附加压强的表达式。如图 3-6 所示，半径为 R 的球形液滴，由于存在附加压强，液滴表面的每一个面积元 $\mathrm{d}S$ 上都受有指向中心的力 $\mathrm{d}f = p_s \mathrm{d}S$ 的作用。设想液滴半径由 R 增大至 $R + \mathrm{d}R$（$\mathrm{d}R$ 为无限小的增量），必须反抗 $\mathrm{d}f$ 作功。对整个球面而言，做功

$$A = \int \mathrm{d}f \mathrm{d}R = \int p_S \mathrm{d}S \mathrm{d}R = p_S \mathrm{d}R \int \mathrm{d}S = p_S S \mathrm{d}R$$

其中，S 为整个球面的面积，其值为 $4\pi R^2$。设液体的表面张力系数为 α，则增加表面面积所增加的表面势能 $\mathrm{d}E_P = \alpha \mathrm{d}S$，其中 $S = 4\pi R^2$，$\mathrm{d}S = 8\pi R \mathrm{d}R$，则 $\mathrm{d}E_P = 8\pi\alpha R \mathrm{d}R$ 根据功能原理，得 $4\pi R^2 p_S \mathrm{d}R = 8\pi\alpha R \mathrm{d}R$，所以 $p_S = \frac{2\alpha}{R}$。

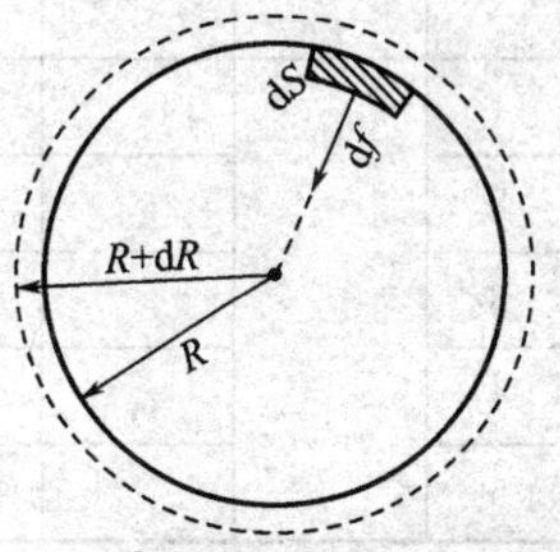

图 3-6　球形液滴附加压强推导

［实验步骤］

1. 实验前准备。将浸在洗液中的毛细管取出，用蒸馏水充分冲洗后备用。用酒精擦拭烧杯，再用蒸馏水冲洗后烘干备用。（注：洗液是用重铬酸钾和浓硫酸配制而成的。配制和使用要注意安全，刚配好的洗液为黄色，使用过程中颜色逐渐变绿，当呈现深绿色时即失效）

2. 安装调整。液面测高仪如图 3-2 所示。液面测高仪作为支架，把装蒸馏水（待测液体）的烧杯置于平台 H 上，毛细管放在支架 A 的钩子上，调节旋钮 E 使其垂直地插入液体中，并上下移动数次，使管壁充分浸润。注意，为了使液体充分浸润管壁，开始可把毛细管插深些，正式实验时再稍微提起。毛细管管径越小，凹面达到平衡的时间越长。插入液体后至少需经过 2～3 分钟后才能进行测量。测量杆 F 装在可升降的横梁 OP 上，其下端焊有一薄片，当作读测时的“标记”。旋转升降杆上的旋钮 D，使“标记”与水面对齐，记录初读数 x_0 于表 3-1 中。

3. 测量毛细管内液柱的高度 h。旋转升降杆旋钮 D，将测量杆提起调节至“标记”对齐凹面下底，记录末读数 x'，则液柱高 $h = x' - x_0$。重复 5 次，取 h 的平均值，并将相应的

测量值记录于表 3－1 中。

4. 用读数显微镜测定毛细管直径 d。将读数显微镜中分划板中的十字叉丝对准管内径两端。测读出横向（x）和纵向（y）方向的管径，各测 3 次，并将相应的测量值记录于表 3－2中，最后求出毛细管内径的平均值。

5. 记录实验温度 t，查出该温度下蒸馏水密度 ρ。

6. 将测量值 h、d 带入公式，计算出蒸馏水的表面张力系数及其误差。

［数据记录与处理］

表 3－1　　毛细管内液体面高度的测量

待测溶液：___　　实验温度：___℃　　该温度下待测液的密度：ρ=　　　长度单位：mm

	次数	初读数 x_0	末读数 x'_i	液柱高度 $h_i=x'_i-x_0$	平均液柱高度 $h=\frac{1}{5}\sum_{i=1}^{5}h_i$	绝对误差 $\Delta h_i=\lvert h_i-h\rvert$	平均绝对误差 $\Delta h=\frac{1}{5}\sum_{i=1}^{5}\Delta h_i$	测量结果 $h\pm\Delta h$
毛细管内液面的高度 h	1							
	2							
	3							
	4							
	5							

表 3－2　　毛细管直径的测量　　长度单位：mm

	次数	横向读数 x_i	纵向读数 y_i	直径 $d_i=\frac{1}{2}(x_i+y_i)$	平均直径 $d=\frac{1}{3}\sum_{i=1}^{3}d_i$	绝对误差 $\Delta d_i=\lvert d_i-d\rvert$	平均绝对误差 $\Delta d=\frac{1}{3}\sum_{i=1}^{3}\Delta d_i$	测量结果 $d\pm\Delta d$
毛细管直径 d	1							
	2							
	3							

计算：

表面张力系数：$\alpha_0=\frac{\rho ghd}{4}=$

平均绝对误差：　$\Delta\alpha=\frac{\rho g}{4}(h\cdot\Delta d+d\cdot\Delta h)=$

测量结果：$\alpha=\alpha_0\pm\Delta\alpha=$

［注意事项］

1. 正确使用液面测高仪和读数显微镜。

2. 实验过程中要保持水、玻璃器皿、毛细管洁净。

[思考题]

1. 为什么实验过程中要保持水、玻璃器皿、毛细管洁净?

2. 实验时，毛细管如与水面不垂直，对测量 h 是否有影响?

3. 毛细管垂直放置在水中，如果毛细管在水面以上高度小于水在毛细管中可能上升的高度时，水是否将源源不断地流出毛细管?

实验四 B型超声诊断仪的原理与使用

[实验目的]

1. 了解B型超声诊断仪的工作原理。
2. 掌握B型超声诊断仪的操作方法。
3. 学会用B型超声诊断仪测量肝脏、胆囊尺寸的方法。

[实验器材]

B型超声诊断仪 YD-200A，超声探头，耦合剂，电源线等。

[实验原理]

B型超声诊断仪是现代电子技术与声学相结合，应用于临床医学的一种准确有效的诊断仪器，能显示出人体内脏器管的二维平面图像，因此，在临床上得到了非常广泛的应用。B型超声诊断仪的测量原理是回波探测法：超声探头发射一束超声波，接收从分界面反射回来的超声波并在显示器上显示出反射面的位置，其工作原理如图4-1所示。回波信号对应于显示屏自上而下分布的光点群，反射信号愈强，光点愈亮。光点之间的距离代表了各个界面（或反射面）之间的距离。当探头在被测身体的表面移动时，可以通过电子学的方法使得这条光点群与探头同步移动，从而显示出人体内各组织的二维图像。B型超声诊断仪常用于肝、胆、胰、脾、膀胱、乳房、心脏等组织与器官的检查和诊断。

[仪器描述]

一、B型超声诊断仪的原理图

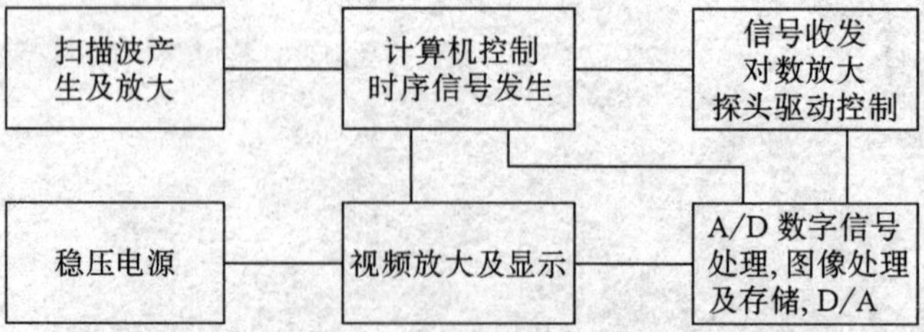

图4-1 B型超声诊断仪工作原理框图

二、仪器组成

如图 4－2 所示，为 YD－200A 型超声诊断仪的内部结构示意图。

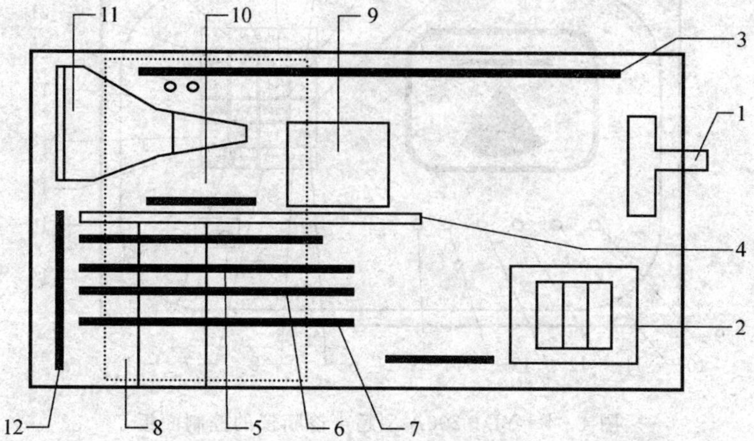

图 4－2　YD－200A 型超声诊断仪的内部结构

1. 电源插座　2. 电源变压器　3. 功率放大器　4. 扫描线路板
5. 计算机板　6. A/D 转换板　7. 通道板　8. 引线过桥板
9. 高压电路板　10. 视放电路板　11. 高分辨 5.5 寸显示器　12. 键盘板

三、超声探头的组成

如图 4－3 所示，为扇形超声探头的结构图。

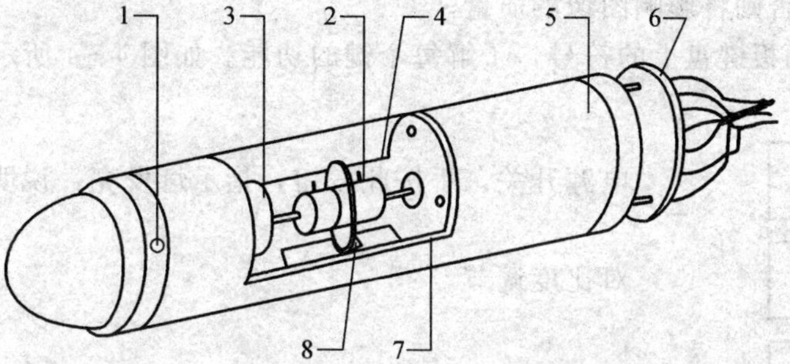

图 4－3　扇形超声探头的结构示意图

1. 前罩加油孔　2. 中心轴紧固螺丝　3. 金属骨架　4. 光电孔控制盘
5. 转动电机　6. 接线板　7. 光电接收管　8. 5V 电珠

四、控制面板

如图 4－4 所示，为 YD－200A 型超声诊断仪的控制面板图。

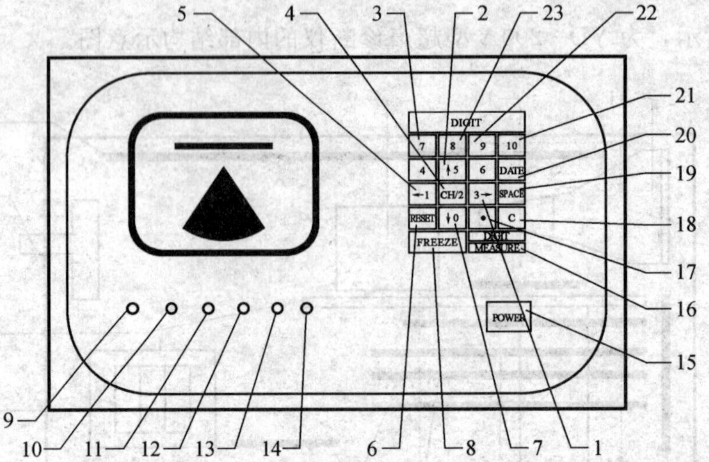

图 4-4　YD-200A 型超声诊断仪的控制面板

1. 游标向右移动　2. 游标向上移动　3. 深度显示键　4. 两点游标转换键
5. 游标向左移动　6. 恢复键　7. 游标向下移动　8. 冻结键　9. 对比度
10. 亮度　11. 总增益　12. 近场增益　13. 远场增益　14. 灰阶调节
15. 电源开关　16. 游标、深度、数字转换键　17. 年、月、日表示键
18. 清楚键　19. 间隔键　20. 日期　21. 病历　22. 浅层显示键　23. 0～9 数字键

五、操作仪器的方法和步骤

1. 使用仪器前检查外接电源电压。外接电压为交流 220(1±10%)V，不能过高或过低，保持接地良好等，否则将影响图像的质量。

2. 仔细认清面板键盘上的符号，了解每个键的功能。如图 4-4 所示。面板键盘功能说明：

POWER	电源开关，手按此按钮，指示灯发亮，说明电源接通。
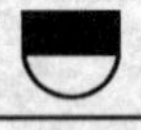	对比度调节。
	亮度调节。
GAIN	总增益调节旋钮，正常开机使用时需要大一些。
NEAR	近场调节旋钮，根据不同测量对象进行调节。
FAR	远场调节旋钮，根据不同测量对象进行调节。
CONTRAST	灰度调节旋钮，调节此旋钮使图像更清晰。

RESET	清除按钮，按下此按钮将立即清除显示器图像，图像深度预置15.5cm处。
FREEZE	图像冻结按钮，按下此按钮冻洁当前图像，再按下此按钮将解除冻洁状态。开机后的第一次冻结需连续按两次。
DIGIT MEASURE	测量按钮。按下此按钮，游标深度解除，转为数字键。
CH/2	两个测量游标的转换键。
↑5	按下此按钮，测量游标向上移动键。
↓0	按下此按钮，测量游标向下移动键。
←1	按下此按钮，测量游标向左移动键。
→3	按下此按钮，测量游标向右移动键。

3. 显示器上两点测量游标的使用方法。当两个游标之一需要移动时，按下 CH/2 键，再按下方向键，即可移动游标；如果需要移动另一个游标时，则只需要再按一次 CH/2 键，然后再按下方向键即可。

4. 测量结果。显示器上正确的读数是两个游标的下端点之间的距离。测量时需要根据被测量对象的深浅调节反射波的深浅，分别为（单位为 cm）8、9.5、11、12.5、14、15.5、17、18.5、20、21.5。测量向深度发展时，图像变小；反之，图像变大。

5. 安装与使用环境。温度：5℃～40℃；湿度：30％～80％；气压：80kPa～160kPa。电源：单相交流电 220V，50Hz。无强电磁场干扰。

六、使用及防护要求

1. 探头是易碎品，探头工作面要严加保护，绝对禁止探头与硬物撞击。

2. 探头所用的超声合剂不能用其他油类代替，以免损坏探头。每次使用后，应该用软布浸医用酒精来擦净附在探头上的油迹。

3. 探头消毒时，探头工作面浸入消毒液中的深度不得超过 10mm。

4. 监视器上的有机玻璃应该用绸布擦洗，不能用硬纸类物品，以免产生划痕。

5. 仪器停止使用时，应使仪器处于关机状态，拔掉电源，擦净仪器及探头，罩上防尘罩。长期不用时，要定期检查与通电。

七、常见故障的分析及排除

1. 当仪器显示器上有信号，而探头有“嗡嗡”声时，表明驱动探头电机的电流偏小，需重新调整（但不能太大，以延长探头的寿命），可通过调节通道板靠近屏蔽罩附近的一只10kΩ电位器来消除。

2. 当探头出现气泡时，旋下探头的前罩，旋出在探头架上的螺丝（即加油孔），加入探头专用液，直到无气泡为止。

3. 如果探头有“嗡嗡”声而不转动且连续开机几次均如此，则要细心旋下前罩，旋出螺丝。松开连线及锁紧罩，慢慢地退出探头身架，且与探头连线同步推进，注意观察中心紧固螺丝是否松动，旋紧时注意二边光眼距。

[实验步骤]

1. 连接探头与主机，保证接口连接良好。
2. 接通主机电源，打开主机开关，待图像稳定后调节亮度、对比度、增益至最佳状态。
3. 当探头发出“哒哒”声时，重复按几次冻结键，使计算机对探头的光点能正确控制。(以获得微小的振动声为佳)
4. 取少量耦合剂涂于探头表面和被测者的肝脏所对应的腹部表面，将探头紧紧与该部位皮肤接触，移动探头位置，改变其方位，寻找胆囊位置.
5. 测量被测者胆囊的长和宽，观察胆囊内是否有异物，将数据记录于表4-1中。
6. 观察肝脏的纹理和总体情况。
7. 关掉仪器开关，小心取下探头与主机相连的接头，并将探头用软纸巾擦净、放好。
8. 用软纸巾轻轻擦干被测者腹部的耦合剂，帮助被测者恢复坐姿。
9. 整理好仪器。

[数据记录及处理]

表4-1　胆囊尺寸

测量次数	长度（cm）	宽度（cm）
1		
2		
3		
4		
平　均		

1. 胆囊大小：长×宽=________×________。
2. 胆囊内有无异物：
3. 肝脏纹理整体印象：

[注意事项]

1. 探头要轻拿轻放，以免撞坏。
2. 探头前的液体内不能有气泡。
3. 发现异常无法处理时应及时关掉仪器开关并向教师报告。

[思考题]

1. B型超声波诊断仪工作的基本原理是什么？
2. B型超声诊断仪除了显示平面图像以外，是否可以测量体内脏器的尺寸？

实验五 用旋光计测定液体的浓度

[实验目的]

1. 熟悉旋光计的构造及测量原理。
2. 观察旋光现象，掌握用旋光计测定旋光性物质溶液浓度的方法。
3. 了解一些药物的旋光性与其生理活性的关系。

[实验仪器与器材]

WXG－1型旋光计、待测溶液（蒸馏水、葡萄糖、维生素C、左旋多巴）、温度计。

[仪器描述]

该仪器为三荫板式旋光计。它的构造如图5－1所示，外形如图5－2所示。

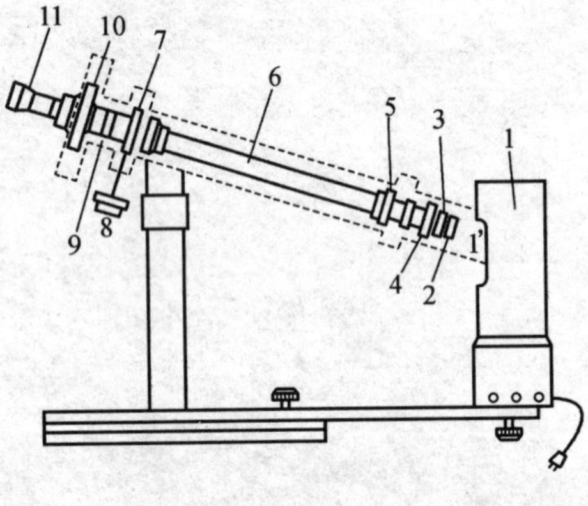

图5－1 旋光计的构造

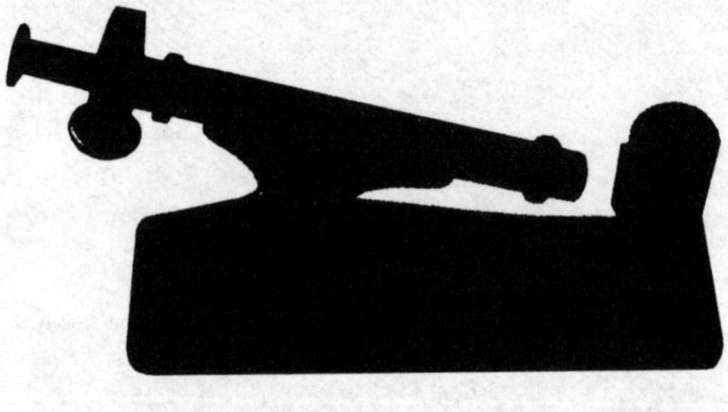

图5－2 旋光计外形

为了便于操作，仪器光路系统相对于水平面倾斜20°安装在基座上。光源1采用20W钠光灯，波长为589.3nm。从钠光灯光源射出的光线通过会聚透镜2和滤色片3成为单色平行光，然后经过起偏器4变成有一定振动方向的偏振光，再经过三荫板5和待测溶液6后到达检偏器7。通过望远镜目镜10观察从检偏器射出的光线。可以同时转动7、8调节物镜9，通过放大镜11在读数盘10上读出转动角度。

为了消除偏心差，该仪器采用双游标读数。当左右两游标读数分别为A和B时，应取平均值，即$\phi=\frac{1}{2}(A+B)$。游标20格的度数等于主尺19格的度数，主尺一格为1°，该游标尺的精度为0.05°（参见实验一）。游标窗口的前方装有两块放大镜，用来观察刻度。

三荫板或半荫板的作用是使从望远镜里能观察到分度视场，以克服单片视场难以判定最暗位置这一弱点，从而能较准确地测定旋光度。半荫板是一个半圆形的玻璃片与半圆形石英片胶合而成的透光片，如图 5－3（a）所示。三荫板是在两玻璃片中间夹一片石英而组成的透光片，如图 5－3（b）所示。它们的工作原理相同。

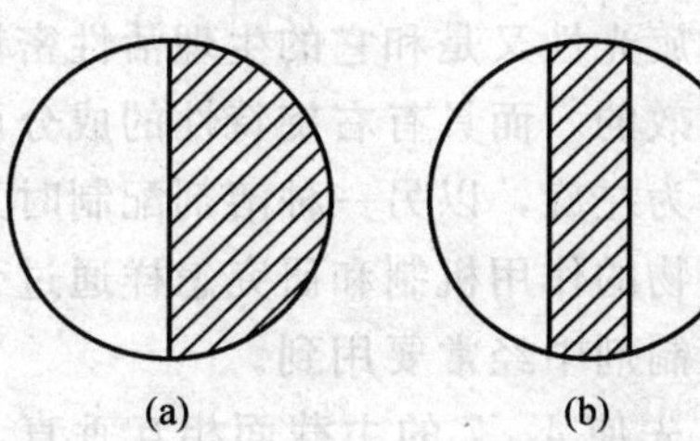

图 5－3　半荫板（a）和三荫板（b）

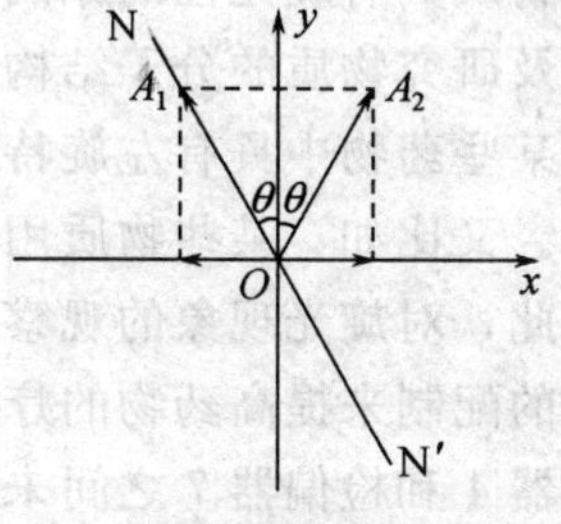

图 5－4　通过半荫板后的偏振光矢量图

下面以半荫板为例加以说明。偏振光通过半荫板时，透过玻璃那一半偏振光的振动面不变，如图 5－4 中矢量 OA_1 所示。由于石英的旋光作用，因而通过石英晶体那一半偏振光振动面转过一定角度，记为 2θ，如 5－4 图中矢量 OA_2 所示。从图中可以看出，两矢量在其角平分线 Oy 方向上的分量相等。如果将检偏器转到这一位置，那么根据马吕斯定律可知在视场中看到两个区域的亮度相等。同理，在与 Oy 轴垂直的 Ox 轴上，两矢量也有相等的分量。若把检偏器转到此位置时，则两个区域的视场亦有同样的亮度。但是，因后者分量较小，故视场较为昏暗。由于人眼对昏暗视场的变化比较敏感，因而在实验中，把检偏器处于两区域亮度相等的昏暗视场位置作为判断标准。在放入旋光性物质的前后，分别转动检偏器，找到两光度相等（视野中将看到左右两半部暗度相同而使分界消失）时的位置，记下分度盘上的读数。两次读数之差就是该旋光物质的旋光度。

所谓三荫板，即把石英晶片做成条状，放于三荫板的中间，如图 5－3（b）所示，以条状部分与左右两部分之间的界线消失视场较昏暗时的检偏器的位置作为判别标准。

[实验原理]

当平面偏振光通过某种透明物质时，偏振光的振动面会发生旋转的现象，称为旋光现象，这种能使偏振光振动面旋转的物质称为旋光物质。如石英晶体、松节油、各种糖及酒石酸等都是旋光物质。

让平面偏振光透过旋光物质，在观察者迎着光源观察的情况下，使振动面沿着顺时针方向旋转的物质称为右旋物质；使振动面沿着逆时针方向旋转的物质称为左旋物质。在给定波长的情况下，对固体来说，振动面旋转的角度与旋光物质的厚度成正比，而对液体来说，这个角度还与旋光物质的浓度成正比，其关系可表示为

$$\phi = [\alpha]_{\lambda}^{t} cL \qquad (5-1)$$

式中 ϕ 表示偏振光振动面旋转的角度，称为旋光度，它的单位为度（°）；c 表示液体的浓度，单位为 $g \cdot ml^{-1}$；L 表示光在溶液中光路的长度，单位为 dm。比例常数 α 称为该旋光物质的旋光率，又称为比旋度。α 的上下标 t 和 λ 分别表示实验时的温度和所用光源的波长。

根据式 5-1，若测得旋光度，就可计算溶液的浓度。

$$c=\frac{\phi}{[\alpha]_{\lambda}^{t}L} \tag{5-2}$$

如果溶液的浓度为已知，则能计算出物质在某一温度下的旋光率$[\alpha]_{\lambda}^{t}$。分子结构的不对称性是造成这种物质具有旋光性的原因，因此，可以通过对旋光现象的观察，来鉴定旋光性溶质的性质，以及研究物质的分子结构和结晶形状。物质的旋光性又是和它的生理活性密切相关的。例如，某些药物中具有左旋特性的成分是对生物有效的，而具有右旋特性的成分可能是完全无用的。又比如，某些物质用特定的溶剂配制时，为左旋，以另一种溶剂配制时又表现为右旋。因此，对旋光现象的观察还能帮助我们分析药物的作用机制和研究怎样通过合理的溶质、溶剂的配制来提高药物的疗效，这在药物分析及制剂中经常要用到。

在起偏器 4 和检偏器 7 之间未放入旋光性物质时，先使 4、7 的主截面相互垂直，根据马吕斯定律，此时通过两偏振片后的光强为最小。在检偏器 7 后面观察到的视场是暗的。当在 4、7 之间放入某一旋光性物质时，则在 7 后面观察到的视场变得亮一些了，若把 7 转过一个角度 ϕ 时，视场又恢复到黑暗。检偏器上显示的转过的角度 ϕ 就是该物质的旋光度。

[实验步骤]

1. 开机和预调。先打开旋光计的电源，钠光灯亮，待光源稳定发光后（约 5 分钟），调整目镜，进行聚焦，使视场清晰。

2. 校正旋光计的零点。将装满蒸馏水的测试管（内无气泡）置于测试管架上，旋转检偏器使三部分视场暗度相等，记下刻度盘读数，重复测量四次，将读数记入表 5-1 中。取平均值，此平均值即是零点读数 ϕ_0'。

3. 测定待测溶液（如葡萄糖溶液）的旋光度。把装有未知浓度的待测液体的测试管放在测试管架内，旋转检偏器使三个部分视场一样暗，记下刻度盘上的读数，重复四次，将读数记入表 5-2 中。取平均值，此平均值与校正零点的零点读数之差即为待测溶液的旋光度 ϕ。

4. 关掉旋光计的电源开关，取出测试管，整理好仪器及仪器台。

[数据记录与处理]

表 5-1　零点读数的数据

溶液：蒸馏水　　测试管长：$L=$______　　仪器精度：______　　实验温度：$t=$　℃

	ϕ_{A_i}'	ϕ_{B_i}'	$\phi_i'=\frac{1}{2}(\phi_{A_i}'+\phi_{B_i}')$	平均值 $\phi_0'=\frac{1}{4}\sum_{i=1}^{4}\phi_i'$	绝对误差 $\Delta\phi_i'=\lvert\phi_i'-\phi_0'\rvert$	平均绝对误差 $\Delta\phi_0'=\frac{1}{4}\sum_{i=1}^{4}\Delta\phi_i'$	测量结果 $\phi_0'\pm\Delta\phi_0'$
1							
2							
3							
4							

表 5-2　　　　待测溶液的数据记录

旋光率：$\alpha=$_____　　测试管长：$L=$_____　　仪器精度：_____　　零点读数 $\phi_0'=$_____

	末读数			$\phi_i'=\phi_i''-\phi_0'$	平均值 $\phi_0=\frac{1}{4}\sum_{i=1}^{4}\phi_i'$	绝对误差 $\Delta\phi_i=\lvert\phi_i'-\phi_0\rvert$	平均绝对误差 $\Delta\phi=\frac{1}{4}\sum_{i=1}^{4}\Delta\phi_i$	测量结果 $\phi_0\pm\Delta\phi_0$
	ϕ_{A_i}	ϕ_{B_i}	$\phi_i''=\frac{1}{2}(\phi_{A_i}+\phi_{B_i})$					
1								
2								
3								
4								

由式 5-2 求出待测液体的浓度

浓度：$c_0=\dfrac{\phi_0}{\alpha\cdot L}$

相对误差：$E=\dfrac{\Delta c}{c_0}=\dfrac{\Delta\phi}{\phi_0}\times 100\%$

绝对误差：$\Delta c=c_0\cdot E$

测量结果：$c=c_0\pm\Delta c$

[注意事项]

1. 仪器连续使用不宜超过 4 小时，以免灯管温度太高，亮度下降，影响寿命。

2. 将溶液装入测试管时，若测试管中有气泡，应让气泡浮在凸颈处。用软布或擦镜纸擦干通光面两端的雾状水滴。不宜将测试管两端的封口螺帽旋得太紧，以免影响读数。

3. 一定要将测试管擦净后才能放入旋光仪的测试管架内，以免管外黏附的一些酸性待测溶液腐蚀旋光仪。实验结束后，必须立即洗净测试管。

[思考题]

1. 什么是光的偏振现象？什么是旋光现象？

2. 旋光计中半荫板（或三荫板）起什么作用？左右两半部暗度相同时，检偏器的方位如何？

3. 在装溶液于测试管中时，为何不允许有气泡？

4. 在测量中若将起偏器右旋 ϕ 时视野全为暗，将其左旋 $\pi-\phi$ 时也会有视场全为暗，此物质究竟为左旋还有右旋？你认为合适的判定方法是什么？

5. 本实验中如果没有校正旋光仪的零点，对实验结果有无影响？

实验六 用阿贝折射仪测定物质的折射率

[实验目的]

1. 了解阿贝折射仪的结构和工作原理，掌握阿贝折射仪的使用方法。
2. 学会用阿贝折射仪测定液体折射率的方法。

[实验器材]

阿贝折射仪、蒸馏水、无水乙醇、不同浓度的葡萄糖溶液。

[仪器描述]

一、仪器用途

阿贝折射仪是能用来测定透明、半透明液体或固体的折射率和平均色散的仪器（其中以测透明液体为主）。若仪器上接恒温器，则可测定温度在0℃～70℃范围内液体的折射率。

折射率和平均色散是物质的重要光学参数，能反映物质的光学性能、纯度、浓度及色散大小等。本仪器能测出糖溶液内含糖量的百分比浓度（0%～95%，相当于折射率为1.333～1.531）。所以，该仪器使用范围甚广，是石油工业、油脂工业、制药工业、制漆工业、食品工业、日用化学工业、制糖工业、地质勘察，以及学校和有关科研单位不可缺少的常用检测设备之一。

二、仪器结构

1. 光学部分

仪器的光学部分由望远镜系统与读数系统二部分组成，如图6-1所示。

进光棱镜1与折射棱镜2之间有一微小的均匀的间隙，被测液体就放在这个空隙内。当光线（自然光或白炽灯光）射入进光棱镜1时便在其磨砂面上产生漫反射，使被测液层内有来自各种不同角度的入射光，经过折射棱镜2产生一束折射角均大于临界角的光线。通过摆动反射镜3将此束光线射入消色散棱镜组4，此消色散棱镜组是由一对等色散阿米西棱镜组成，其作用是获得可变色散来抵消由于折射棱镜对不同被测物体所产生的色散。再由望远物镜5将此明暗分界线成像于分划板7上，分划板上有十字分划线，通过目镜8能看到如图6-2上半部所示的像。

光线经聚光镜12照亮刻度板11，刻度板与摆动反射镜连成一体，同时绕刻度中心作回转运动。通过反射镜10、读数物镜9、平行棱镜6将刻度板上不同部位折射率示值成像于分划板7上（见图6-2下半部所示的像）。

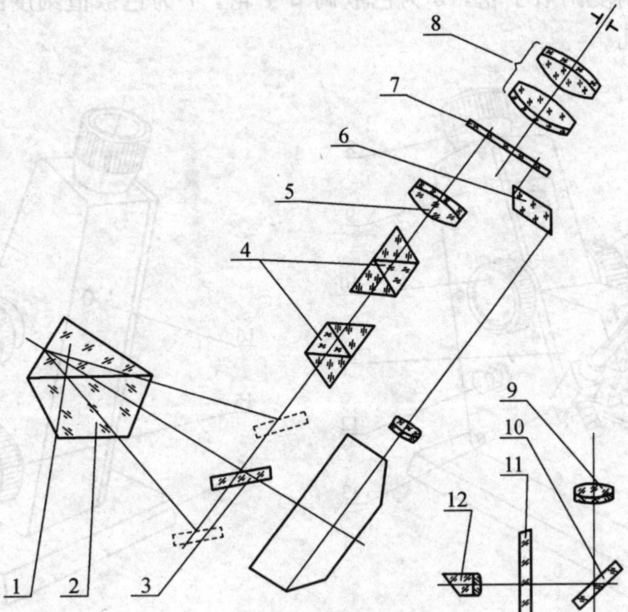

图 6-1 阿贝折射仪的光学系统

1. 进光棱镜 2. 折射棱镜 3. 摆动反光镜 4. 消色散棱镜组 5. 望远物镜组 6. 平行棱镜 7. 分划板 8. 目镜 9. 读数物镜 10. 反光镜 11. 刻度板 12. 聚光镜

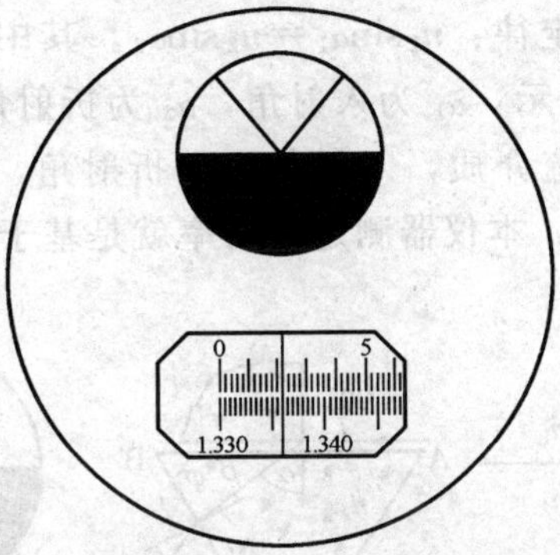

图 6-2 阿贝折射仪读数镜视场及刻度

2. 结构部分（如图 6-3 和 6-4 所示）

底座 14 为仪器提供支撑，壳体 l7 固定在底座上。除棱镜和目镜以外全部光学组件及主要结构被封闭于壳体内部。棱镜组固定于壳体上，由进光棱镜、折射棱镜以及棱镜座等组成，两只棱镜分别用特种黏合剂固定在棱镜座内。5 为进光棱镜座，11 为折射棱镜座，两棱镜座由转轴 2 连接。进光棱镜能打开和关闭，当两棱镜座密合并用手轮 10 锁紧时，两棱镜面之间保持一个均匀的间隙，被测液体应充满此间隙。3 为遮光板，18 为四只恒温器接头，4 为温度计，13 为温度计座，可用乳胶管与恒温器连接使用。1 为反射镜，8 为目镜，9 为盖板，15 为折射率刻度调节手轮，6 为色散调节手轮，7 为色散值刻度圈，12 为照明刻度盘聚光镜，16 为调节孔。

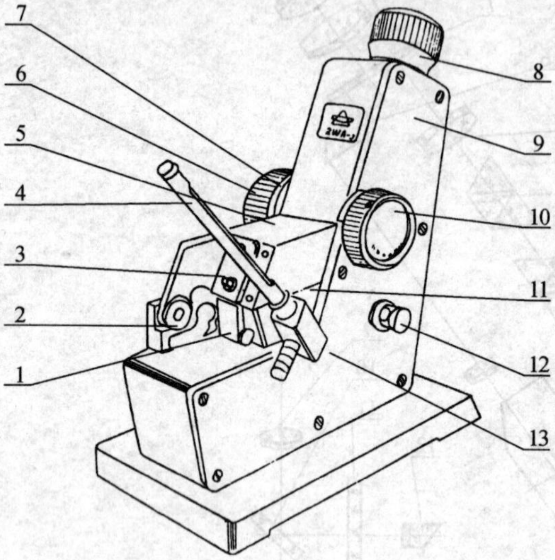

图 6-3 阿贝折射仪外形结构（1）

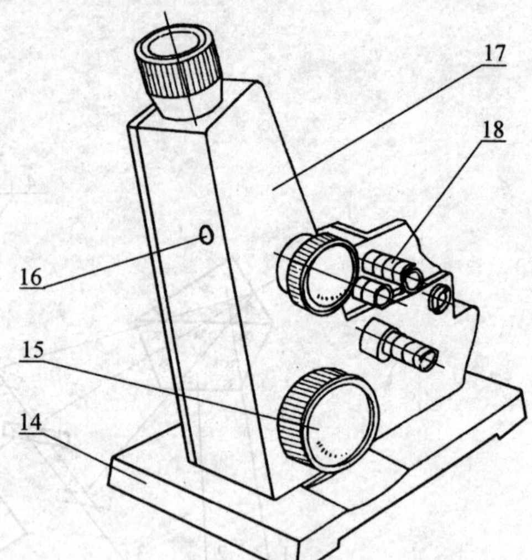

图 6-4 阿贝折射仪外形结构（2）

[实验原理]

折射仪的基本原理为折射定律：$n_1\sin\alpha_1 = n_2\sin\alpha_2$。其中，$n_1$、$n_2$ 分别为交界面两侧介质的折射率，如图 6-5（1）所示，α_1 为入射角，α_2 为折射角。

若光线从光密介质进入光疏介质，入射角小于折射角，改变入射角可以使折射角达到 90°，此时的入射角称为临界角，本仪器测定折射率就是基于测定临界角的原理。

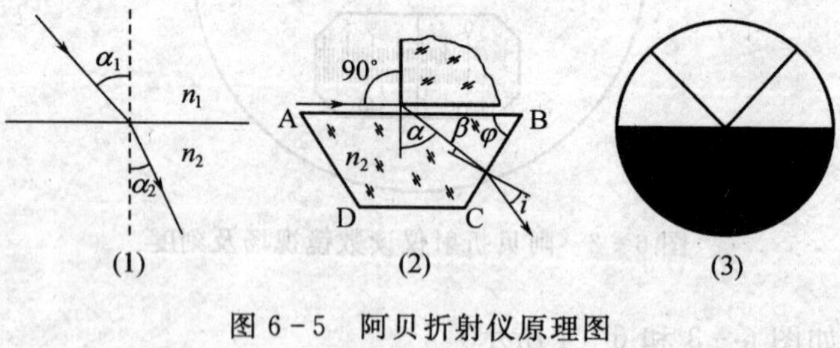

图 6-5 阿贝折射仪原理图

如图 6-5（2）所示，当不同入射角的光线射到 AB 面时，其折射角都大于 i，如果用一望远镜对出射光线视察，可以看到望远镜视场被分为明暗两部分，二者之间有明显分界线。如图 6-5（3）所示，明暗分界处即为临界角的位置。

如图 6-5（2）所示，ABCD 为一折射棱镜，其折射率为 n_2。AB 面上方的部分是被测物体（透明固体或液体），其折射率为 n_1。由折射定律得：

$$\left.\begin{aligned} n_1\sin 90^\circ &= n_2\sin\alpha \\ n_2\sin\beta &= \sin i \end{aligned}\right\} \tag{6-1}$$

因为 $\varphi=\alpha+\beta$，所以 $\alpha=\varphi-\beta$。再代入式 6-1 得：

$$n_1 = n_2\sin(\varphi-\beta) = n_2(\sin\varphi\cos\beta-\cos\varphi\sin\beta) \tag{6-2}$$

根据式 6-1 得：

$$n_2^2\sin^2\beta = \sin^2 i$$

$$n_2^2(1-\cos^2\beta) = \sin^2 i$$

$$n_2^2 - n_2^2\cos^2\beta = \sin^2 i$$

$$\cos\beta = \sqrt{\frac{n_2^2-\sin^2 i}{n_2^2}}$$

将以上结果代入式 6-2 得：

$$n_1 = \sin\varphi\sqrt{n_2^2-\sin^2 i} - \cos\varphi\sin i \tag{6-3}$$

棱镜的折射角 φ 与折射率 n_2 均为已知。当测得临界角 i 时，根据式 6-3 即可得出被测物体的折射率。

[实验步骤]

一、准备工作

1. 校对读数

在开始测定前，必须先用标准试样校对读数。将折射棱镜的抛光面加1～2滴溴代萘，再贴上标准试样的抛光面，当读数视场指示于标准试样之值时，观察望远镜内明暗分界线是否在十字线中间，若有偏差则用螺丝刀微量旋转如图 6-4 所示的小孔 16 内的螺钉，带动物镜偏摆，使分界线的像移位至十字线的中心。通过反复地观察与校正，使示值的起始误差降至最小（包括操作者的瞄准误差）。校正完毕后，在以后的测定过程中不允许随意再移动此部位。

在日常的测量中，对所测的折射率示值若有怀疑，则可按上述方法用标准试样进行检验，以确定是否有起始误差，并进行校正。

2. 清洁各表面

每次测定之前及进行示值校准时必须将进光棱镜的毛面、折射棱镜的抛光面及标准试样的抛光面，用无水酒精与乙醚（1∶1）的混合液和脱脂棉轻擦干净，以免留有其他物质，而影响成像清晰度和测量精度。

二、测定过程

1. 测定透明、半透明液体

用干净滴管将被测液体加在折射棱镜表面，并将进光棱镜盖上，用手轮 10 锁紧，要求液层均匀，充满视场，无气泡。打开遮光板 3，合上反射镜 1，调节目镜视度，使十字线成像清晰，此时旋转手轮 15 并在目镜视场中找到明暗分界线的位置，再旋转手轮 6 使分界线不带任何彩色，微调手轮 15，使分界线位于十字线的中心，再适当转动聚光镜 12，此时目镜视场下方显示的示值即为被测液体的折射率。

2. 测定透明固体

被测物体上需有一个平整的抛光面。把进光棱镜打开，在折射棱镜的抛光面上加1～2滴溴代萘，并将被测物体的抛光面擦干净后再放上去，使其接触良好，此时便可在目镜视场中寻找分界线，瞄准和读数的操作方法如前所述。

3. 测定半透明固体

被测半透明固体上也应有一个平整的抛光面。测量时将固体的抛光面用溴代萘粘在折射棱镜上，打开反射镜1并调整角度，利用反射光束测量，具体操作方法同上述步骤2。

4. 测量蔗糖溶液含糖量浓度

操作过程与测量液体折射率相同，此时读数可直接从视场中示值上半部读出，即为蔗糖溶液含糖量百分比浓度。

5. 测量在不同温度时的折射率

将温度计旋入温度计座13中，接上恒温器的通水管，把恒温器的温度调节到所需测量温度，接通循环水，待温度稳定十分钟后，即可按测量液体浓度的方法进行测量。

[数据记录与处理]

1. 折射率：
2. 待测浓度：

[注意事项]

1. 当测试腐蚀性液体时，应及时做好清洗工作（包括光学零件、金属零件以及油漆表面），防止侵蚀损坏。

2. 被测试样中不应有硬性杂质，当测试固体试样时，要防止把折射棱镜表面拉毛或产生压痕。

3. 严禁用手触及光学零件。若光学零件表面有灰尘，则可用长纤维的脱脂棉轻擦后再用皮吹风吹去。若光学零件表面沾上了油垢，则应及时用酒精乙醚混合液将其擦干净。

4. 仪器应避免遭强烈振动或撞击，以防止光学零件损坏而影响精度。

[思考题]

1. 望远镜中明暗分界的半阴视场是如何形成的？

2. 如果待测液体的折射率大于折射棱镜的折射率，能否用阿贝折射仪来测定该液体的折射率？为什么？

实验七

用光电比色计测定液体的浓度

[实验目的]

1. 了解光电比色计的基本结构，掌握其测量原理。
2. 学习用光电比色计测定溶液浓度的方法。

[实验器材]

581－G型光电比色计（一台）、滤色片三块（红、绿、蓝）、比色皿（5只）、试管和试管架、吸管、已知浓度的标准硫酸铜溶液三种（0.3%、0.6%、0.9%）、待测硫酸铜溶液。

[实验原理]

当一束单色平行光射入溶液时，由于一部分光能被溶液吸收，因而出射光的强度就要减弱。若溶液的浓度一定，则光通过溶液的距离越长，其强度减弱得越多；若光通过溶液的距离不变，则溶液的浓度越大，其强度减弱得也越多。对于光通过溶液后，入射光与出射光的强度关系，由朗伯－比尔定律可得：

$$\frac{I}{I_0}=e^{-\beta cL} \qquad (7-1)$$

其中，I_0 为入射光的强度，I 为出射光的强度，c 为溶液的浓度，L 为光在溶液中通过的距离；β 为比例系数，其数值由溶液的性质及入射光的波长决定。将公式 7－1 两边取对数得：

$$-\lg\frac{I}{I_0}=\beta cL\lg e \quad 或$$

$$A=EcL \qquad (7-2)$$

其中，$A=-\lg\frac{I}{I_0}$称为光密度或吸收度；$E=\beta\lg e$ 称为消光系数；$T=\frac{I}{I_0}$称为透光率。显然，吸收度越大，透光率越小。

由式 7－2 可知，吸收度 A 与溶液的浓度 c 以及光通过的距离 L 成正比。因此，当 L 一定时，如果测出浓度为 c_0 的标准溶液的吸收度 A_0，以及待测溶液的吸收度 A_x，便可求出待测溶液的浓度 c_x。即

$$\frac{c_x}{c_0}=\frac{A_x}{A_0} \qquad (7-3)$$

光电比色计就是根据上述原理而设计的。它是化学实验、生化实验和临床检验中常用的仪器。它的主要部分包括光电池、光点检流计、光源、分压电位器和制流电位器等，另有滤色片、比色皿等附件。其基本结构如图 7－1 所示。

接通电源后，光源发出的白光通过选择过的滤色片后，变成了与有色溶液的颜色成互补色光强为 I_0 的单色光（因为有色溶液对它的互补色光吸收最大，从而提高了测量的灵敏度）。该单色光经过有色溶液吸收后，透射光光强减为 I，最后照射到光电池上。由于光电池的内光电效应，因而产生光生电动势，于是，有光电流通过光点反射检流计。调节分压电位器（粗调）和制流电位器（细调），使光点反射检流计的光点达到满标度，其值就是与射入光线的强度 I_0 所对应的光电流 i_0。然后将比色皿换成溶液，这时照射到光电池上光的强度为 I，其所对应的光电流为 i。根据光电效应的规律可知，光电流大小与照射光的强度成正比，从而得到 $\frac{I}{I_0}=\frac{i}{i_0}$，于是，吸收度 $A=-\lg\frac{I}{I_0}=-\lg\frac{i}{i_0}$。因此，根据光电流的大小就可决定 A 或 T 的大小。光电比色计标尺上的刻度就是按这种关系确定的。在电流计上附有两种标度，上行标度为均匀分布的百分标度0～100，表示以 $I_0=100$ 为基准的透射光强度值，这样的标度也反映出透光率的大小。例如，标度100表示透光率 $T=\frac{I}{I_0}=\frac{100}{100}=1$。下行标度为对数标度，表示吸收度 $A=-\lg\frac{I}{I_0}$，标度范围为∞～0。

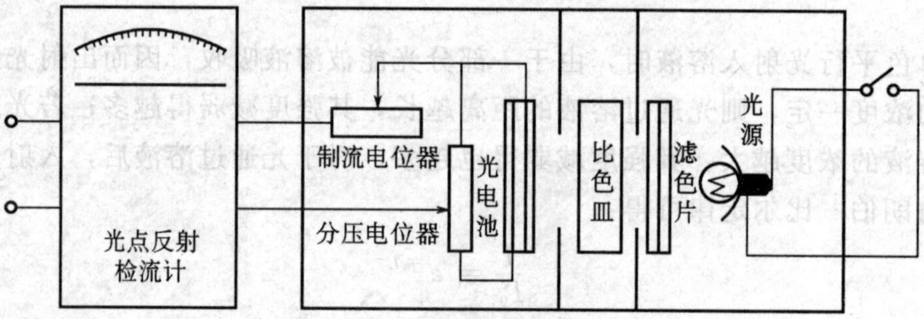

图 7-1　光电比色计结构

[仪器描述]

本实验所用仪器为581-G型光电比色计，可采用220V交流电或6V蓄电池的直流电供电，它的内部结构如图7-2所示，图中省略了外接直流电源线路与稳压装置。

电路由三部分组成：第一部分为电源变压器部分。变压器用来供应灯泡 L_1、L_2 所需要的电压。第二部分为光电池线路。第三部分为调零线路（内有干电池一节）。装有四刀三掷开关Ⅰ、Ⅱ、Ⅲ、Ⅳ（这四个开关实际上是装在同一转轴上，图中把它们画开了），均由机壳上的控制开关旋钮所控制，每个开关均有三档“0”、“1”、“2”。

当开关处在“0”档时，电路不通，灯泡 L_1、L_2 不亮。当控制开关旋钮转到“1”档时，所有开关均到“1”档，这时灯泡 L_1 不亮，L_2 亮，标尺上有光圈出现，同时调零线路接通。

调零线路是一种桥式电路，如图7-3所示。图中 R_g 为检流计的电阻。设触点c在某一位置时，电桥平衡，这时电流计中无电流通过。通常光圈中黑线应位于标尺上行的“0”标度处，但由于某些机械原因，光圈黑线可能偏离了“0”点。这时可通过改变电桥触点 c 的位置，使光圈黑线位于“0”处。

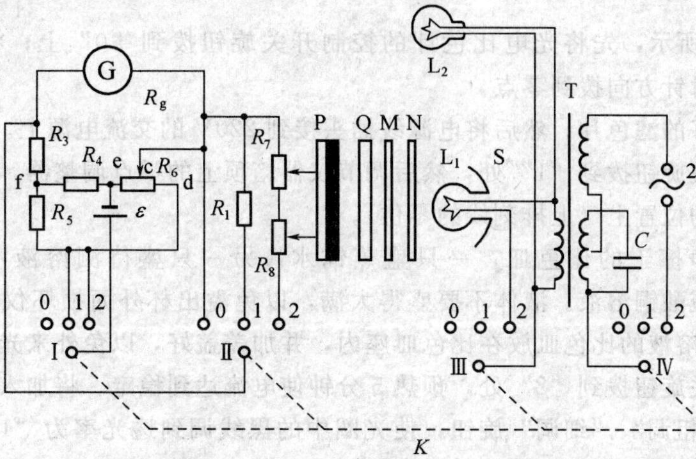

图 7－2　581－G 光电比色计线路图

G. 悬镜式检流计　K. 控制开关旋钮　P. 光电池

Q. 比色皿　M. 滤色片　N. 绝热玻璃　S. 反光镜

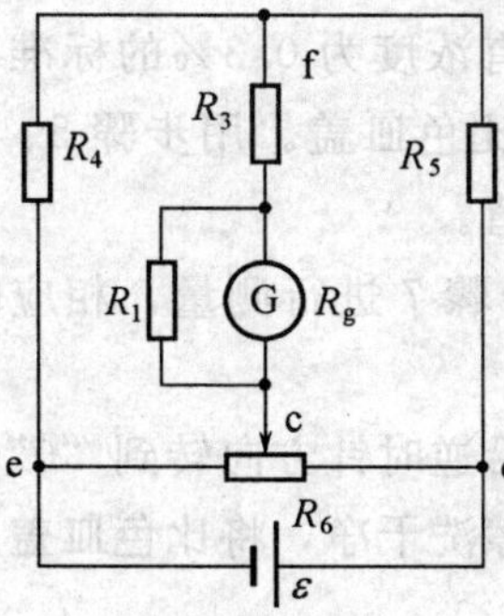

图 7－3　调零线路

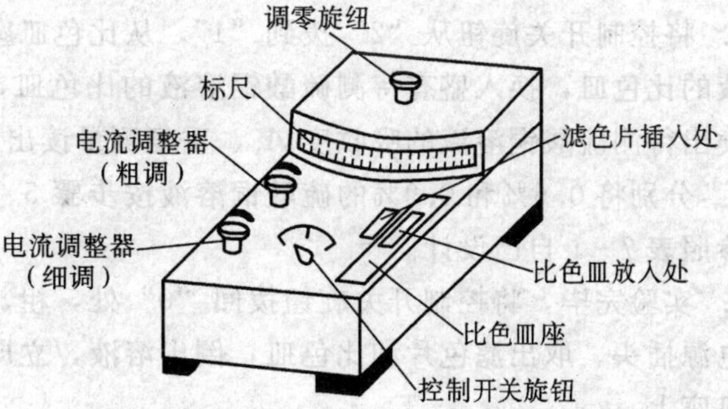

图 7－4　581－G 光电比色计

当控制开关转到“2”档，这时所有电路均接通，灯泡 L_1 发光，该光通过绝热玻璃、滤色片、溶液后，再射到光电池上，产生的光电流有一部分进入检流计使线圈发生偏转，此时圈中黑线在标尺上也移到相应的位置。由于不同的溶液对光的吸收不同，照射到光电池上的光的强弱也不均，产生的电流强度也不等，以致光圈中黑线在标尺上的位置也不同。蒸馏水对光的吸收最小，通常假定其透光率为 100%，通过它的透射光射到光电池上，产生的电流最大，此时，检流计中光圈黑线的位置应落在标尺上的“100”处，如果此时光圈黑线不落在“100”处，则可通过调节电位器 R_7、R_8 改变检流计中的电流，使光圈黑线落在“100”处（电位器 R_7、R_8 即图 7－4 中的“粗调”和“细调”）。经过调整后，在测量其他液体的透光率（或吸收度）时，就不能再调节“粗调”和“细调”了。实验测得的某液体的透光率（或吸收度）是相对蒸馏水而言的。因此标尺上关于透光率的读数（除“0”外）也只有相对的意义。

[实验步骤]

1. 如图 7-4 所示，先将光电比色计的控制开关旋钮拨到“0”上；将旋钮“粗调”、“细调”分别沿逆时针方向拨到零点。

2. 插入选择好的滤色片，然后将电源线插头接到 220V 的交流电源上。

3. 将控制开关旋钮拨到“1”处，然后调节仪器箱顶上的零点调整器，将检流计的光点调节到标尺“0”的位置上（上排刻线的零位)。

4. 取三只洗净擦干的比色皿，一只盛蒸馏水，另一只盛待测溶液，第三只盛标有 0.3%浓度的标准硫酸铜溶液。液体不要盛得太满，以免溢出杯外而损坏仪器。先将盛有蒸馏水和标准硫酸铜溶液的比色皿放在比色皿座内，并加盖盖好，以免外来光线射入。

5. 将控制开关旋钮拨到“2”处，预热 5 分钟使电流达到稳定。将加入蒸馏水的比色皿推入光路，调节“粗调”、“细调”旋钮，使光圈中的黑线调到透光率为“100”处，调节时先粗调到光圈黑线接近“100”处时再细调。

6. 将盛有浓度为 0.3%的标准硫酸铜溶液的比色皿推入光路，读出吸收度 A_0，记入表 7-1 中。再把开关旋钮拨到“1”处，粗、细调节旋钮分别沿逆时针方向旋到底。重复步骤 5、6，读出 5 个数值 A_0。

7. 将控制开关旋钮从“2”拨到“1”，从比色皿座中取出盛有浓度为 0.3%的标准硫酸铜溶液的比色皿，换入盛有待测硫酸铜溶液的比色皿，然后盖好比色皿盖。用步骤 5、6 的方法读出待测硫酸铜溶液的吸收度 A_x，重复测量读出 5 个 A_x 数值。

8. 分别将 0.6%和 0.9%的硫酸铜溶液按步骤 5、步骤 6、步骤 7 进行测量，相应的表格可参照表 7-1 自己设计。

9. 实验完毕，将控制开关旋钮拨回“0”处，粗、细调节器沿逆时针方向转到“0”处，拔去电源插头。取出滤色片和比色皿，倒出溶液，立即将比色皿擦洗干净，将比色皿盖盖在比色皿座上。

[数据记录与处理]

表 7-1　浓度和吸收度的测量

次　数	c_0	A_0	A_x	c_x
1				
2				
3				
4				
5				
平　均				

[注意事项]

1. 应该用蒸馏水清洗比色皿，必要时，可先用硝酸作为清洁液先洗涤，再用蒸馏水冲净。

2. 实验中应避免仪器受到震动。

3. 未插入滤色片时，不得将开关旋钮拨到“2”处，以免损坏光电池。

4. 每次将滤色片插入时，应保持同一面方向，以防滤色片表面的微小差异影响测量结果。

5. 在实验中，若有一段较长的间歇时间，则应该将开关旋钮旋到“0”或“1”处，避免光电池被不必要地曝光，应当随时将比色皿盖好，防止杂光射到光电池上。

6. 比色皿可以耐酸，但装入强酸时间不宜太久，在使用后应立即清洗。

[思考题]

1. 在实验中，你选用的是什么颜色的滤色片？为什么？

2. 光电比色计为什么要用互补色滤色片？

实验八 万用电表的使用

[实验目的]

1. 了解万用电表的结构原理。
2. 学会正确使用万用电表测量电学量。

[实验器材]

指针式万用电表、数字式万用电表、直流电源、实验测试板、导线。

[仪器描述]

一、指针式万用电表

指针式万用电表种类很多，面板布置不尽相同，但其面板上都有刻度盘、机械调零螺丝、转换开关、欧姆表“调零”旋钮和表笔插孔。如图 8-1 所示，是 MF47 型万用电表的面板图。

转换开关是用来选择万用电表所测量的项目和量程的。它周围标有“$\underset{\sim}{V}$”、“Ω”（或“R”）、“$\underline{mA}$”、“$\underline{\mu A}$”、“$\underline{V}$”等符号，分别表示交流电压档、电阻档、直流电流档、直流电压档。“$\underset{\sim}{V}$”、“$\underline{mA}$”、“$\underline{\mu A}$”、“$\underline{V}$”范围内的数值为量程，“Ω”（或“R”）范围内的数值为倍率。在测量交流电压、直流电流和直流电压时，应在标有相应符号的标度尺上读数。例如，当选择旋钮旋到 Ω 区的“×10”档时，测得的电阻值等于指针在刻度线上的读数×10。测量前如果发现指针偏离刻度线左端的零点时，可通过机械调零螺丝进行调整。

二、数字式万用电表

数字式万用电表的种类也很多，其面板设置大致相同，都有显示窗、电源开关、转换开关和表笔插孔（型号不同，插孔的作用有可能不同）。图 8-2 是 DT-831 型数字万用电表面板图。

转换开关周围的“Ω”、“DCA”、“ACA”、“ACV”、“DCV”符号分别表示电阻档、直流电流档、交流电流档、交流电压档、直流电压档。其周围的数值均为量程。各档测量数据均由显示窗以数字显示出来。测量时，应将电源开关置于“ON”。

测量直流电压（或交流电压）时，先将转换开关旋至 DCV（或 ACV）区域的适当量程。将黑表棒接入公共（COM）插孔，红表棒连接于“V-Ω”插孔。从显示窗直接读数。

在测量直流电流（或交流电流）时，若待测值小于“200mA”，则将红表棒接在“mA”插孔，黑表棒与公共插孔（COM）相连接，选择旋钮置于相应项目和量程处。若待测值超

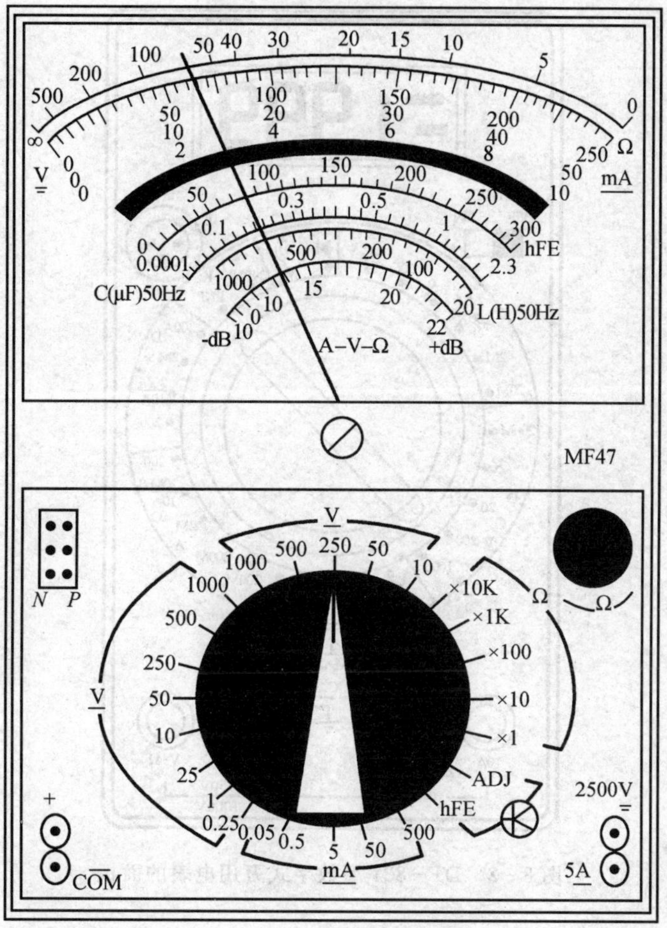

图 8-1 MF47 型万用电表的面板

过“200mA”，则将红表棒改接在“10A”插孔，转换开关旋至“$\frac{20M}{10A}$”位置。显示窗上读数即为测量值。

测量电阻时，将黑表棒接入公共（COM）插孔，红表棒连接于“V-Ω”插孔。将转换开关旋到“Ω”区域的适当量程，然后直接从显示窗中读出电阻值。

值得注意的是，在测量时，先要估计被测值，不要让它超出测量范围。若显示“1”或“—1”时，表明测量值超出测量范围。标有“!”提示处指明了最大（MAX）测量范围，测量时需特别小心！

［实验原理］

万用电表是最常见的仪表之一。它可以测量交流电压、直流电压、直流电流和电阻等电学量。虽然万用电表的准确度低，但由于其使用方便和快捷，因此，在电学实验、电工测量、电子测量等方面得到了广泛应用。尽管万用电表类型很多，但其结构都是由表头、转换

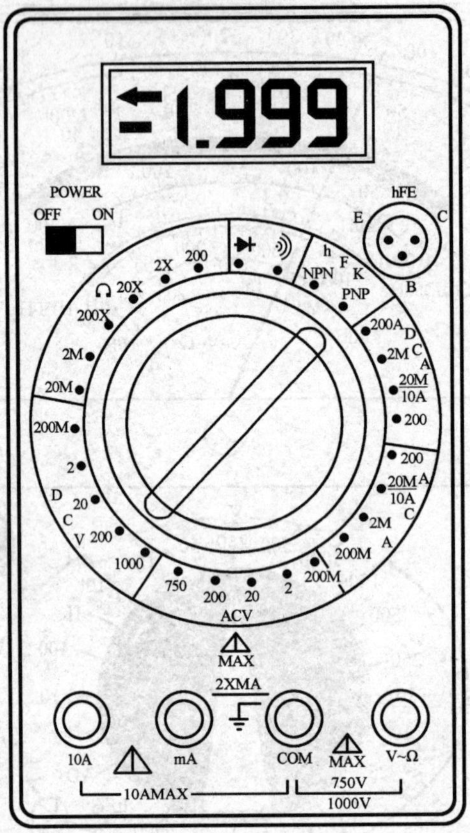

图 8-2　DT-831 型数字式万用电表的面板

开关、测量电路三部分组成的。变动转换开关，便可选择不同的测量量及量程。有的万用电表还可以测量交流电流、音频功率、阻抗、电容、电感、半导体三极管的穿透电流或直流放大倍数。

一、指针式万用电表

指针式万用电表是由表头、表盘、表箱、表笔、转换开关、电阻和整流器构成的。表头一般为磁电式电流表。它允许通过的最大电流（量程）一般为几微安到几百微安。在它的表盘上，有多种标度尺。转换开关是由一些固定触点和活动触点组成，其作用是使被测对象与表内不同测量线路相接。测量电路是由电阻、整流元件、干电池等组成的，其作用是使表头适用于不同的测量项目和不同的测量范围。对于不同的测量项目，测量线路的结构是不同的。

1. 直流电流档

其表头本身就是一个测量范围很小的直流电流表。根据分流原理，表头与电阻并联就可增大测量范围。若表头与不同阻值的电阻并联，则可得到不同的量程。并联电阻越小，量程也就越大。如图 8-3 所示，是多量程直流电流档原理简图。R_g 为表头内阻（一般很小），

$R_1 \sim R_5$ 是用于扩大量程的分流电阻。

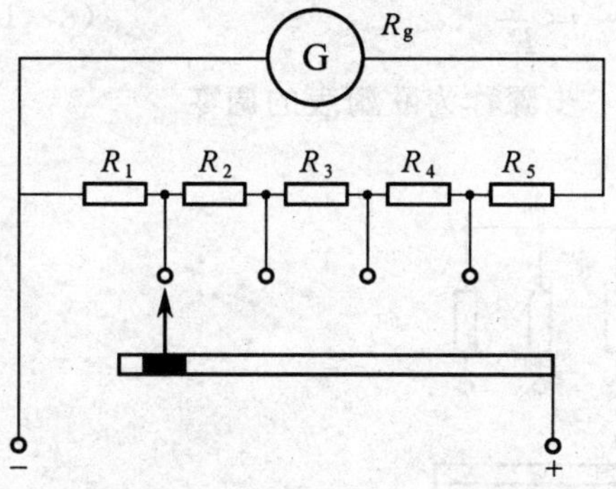

图 8－3　多量程直流电流表原理

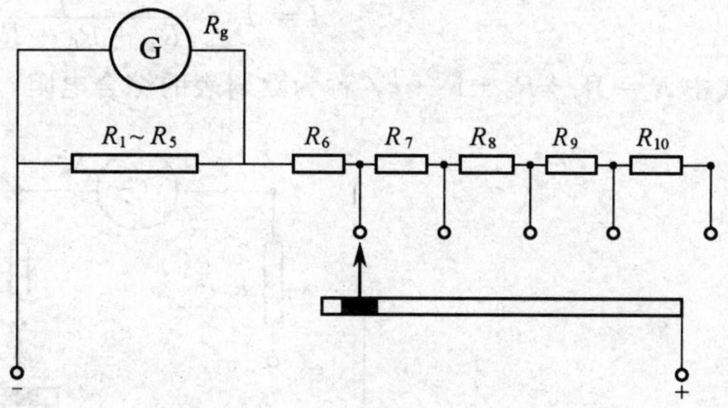

图 8－4　多量程直流电压表原理

2. 直流电压档

表头本身也是一个量程很小的直流电压表，其量程为 $V_g = I_g R_g$（I_g 为表头满偏电流，R_g 为表头内阻）。根据分压原理，表头与不同的电阻串联就能得到不同的量程。如图 8－4 所示，是多量程电压表原理简图。$R_6 \sim R_{10}$ 为用于扩大量程的分压电阻。

3. 交流电压档

磁电式表头内永久磁体的磁场方向恒定，当通过交流电时，作用在可动部件上的力矩方向将随电流方向的变化而变化。由于表头可动部分惯性较大，它在某一方向力矩作用下，还来不及转动，力矩的方向又发生了变化，这样，表头的指针实际上不可能转动。所以，必须把交流电转换成直流电才能测量。如图 8－5 所示，是多量程交流电压表原理图，图中 D_1、D_2 为整流元件。$R_{11} \sim R_{14}$ 为分压电阻。

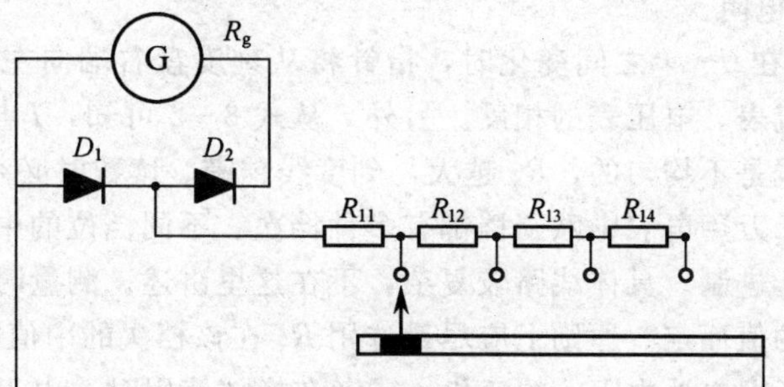

图 8－5　多量程交流电压表原理

4. 电阻档

如图 8－6 所示，是欧姆表的原理电路，它由表头、电池、电阻 R_i 和调零电阻 R_0 组成，其中 R_i 起调节电阻挡的作用。在 a、b 两端即红、黑两表棒之间可接入待测电阻 R_x。测量前，先把两表棒短路即 $R_x = 0$。调节调零电阻 R_0 使表头指针指到刻度线右端的满刻度，即

欧姆表的零点。此时，电路中的电流

$$I = I_g = \frac{\varepsilon}{R_g + R_0 + R_i + r} = \frac{\varepsilon}{R_z} \tag{8-1}$$

式中 $R_z = R_g + R_0 + R_i + r$，称为欧姆表的综合电阻。这一步骤称为欧姆表的调零。

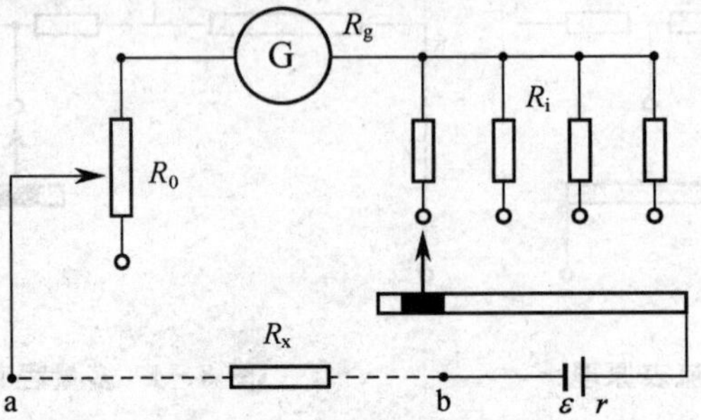

图 8-6 欧姆表原理

测量未知电阻 R_x 时，将它接入两表棒之间，则电路中的电流为：

$$I = \frac{\varepsilon}{R_z + R_x} \tag{8-2}$$

从式 8-2 可知，当 ε 和 R_z 恒定时，I 仅随 R_x 变化而变化。它们之间有一一对应的关系。如果在刻度线上不同位置刻出相应的电阻值，那么在测量未知电阻时就可以在刻度线上直接读出被测电阻的数值。从式 8-2 还可以看出，若 R_x 越大，则 I 越小，表头指针偏转的角度也越小，刻度的间隔也越小。当 $R_x \to \infty$，即 a、b 间开路时，$I \to 0$，指针在刻度线左端位置不动，所以欧姆表刻度盘左端的刻度为∞。当 $R_x = R_z$ 时，$I = \frac{\varepsilon}{2R_z} = \frac{1}{2}I_g$，指针将在刻度盘的中央，所以 R_z 为中值电阻。

综上所述，当 R_x 在 $0 \to \infty$ 之间变化时，指针将从刻度盘右端向左端位置变化，标度值的大小顺序正好与电流表、电压表的相反。另外，从式 8-2 可知，I 与 R_x 的关系是负相关的，所以标尺的刻度线是不均匀的，R_x 越大，刻度线越密。读数时必须注意这一点。

为了精细地读数，万用电表中欧姆档都有多种档次。不同档位的中值电阻是不同的，不同档次之间通常采用十进制。具体线路较复杂，不在这里讲述。测量时，究竟应选择哪一档位，这要看被测电阻的值而定。原则上应尽量选用 R_x 在该档次的中值电阻附近。

应该指出，由于新旧电池内阻 r 的变化，或者在换档使用时，由于电路参数的变化，式 8-1 的条件往往不能满足。就是说，当 $R_x = 0$ 时，电路中的电流将不等于 I_g，表头的指针并不指在刻度线右端的零欧姆处，产生了系统误差。因此测量前必须通过改变 R_0 的阻值（调零）来满足式 8-1 的要求，从而获得 R_x 的正确的测量值。

二、数字式万用电表

数字式万用表是根据模拟量与数字量之间的转换来完成测量的，它能用数字把测量结果显示出来。如图 8-7 所示，为其原理方框图。主要包括直流电压变换器、模-数转换器、计数器、显示器和逻辑控制电路等部件。直流电压变换器的作用是把被测量（如电流、电阻等）变换为电压；模－数转换器则是把电压转换为数字量；计数器可对数字量进行运算，再把结果经过译码系统送往显示器进行数字显示；逻辑控制电路主要对整机进行控制及协调各部件的工作，并能使其自动重复测量。

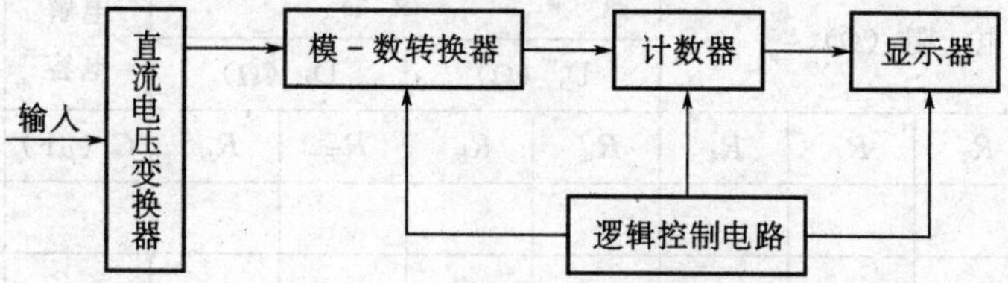

图 8－7　数字式万用电表原理框图

[实验步骤]

1. 准备

（1）观察万用表，仔细观察万用表板面，认清各标度尺的意义，并弄清“转换开关”和欧姆“调零”旋钮的作用。

（2）注意指针是否指“0”。若不指“0”，调节“机械调零”旋钮，使指针指向“0”。

（3）接好表笔（红表笔应插入标有“＋”号的孔）。

（4）根据待测量的种类（交流或直流，电压、电流或电阻等）及大小，将“选择开关”拨到合适的位置。若不知待测量的大小，应先选择最大量程（或倍率）进行试测。若指针偏转程度太小，可逐次选择较小量程（或倍率）。

2. 测量

（1）测出实验测试板（如图 8－8 所示）所给的电阻 R_1、R_2、R_2、R_4 的阻值。

（2）测出实验测试板所给的半导体二极管 D_1、D_2 的正、反向电阻阻值。（黑表笔为正电压端）。

（3）观察电解电容的漏电电流（用“1K”档）。

（4）把直流电源调至 5V 左右（不得超过 6V）。并把实验测试板接到电源上，注意正、负端（红接正、黑接负），将开关合上（指向 ON 处），红色灯泡即“亮”。将万用电表转换开关置于直流电压档（DC10V），测出此时灯泡两端的电压值。

（5）将开关断开（拨至 OFF 处），灯泡熄灭，将万用电表转换开关拨至直流电流档（DC500mA），将红表笔接“1”，黑表笔接“2”，灯泡变亮，测出此时的直流电流值。

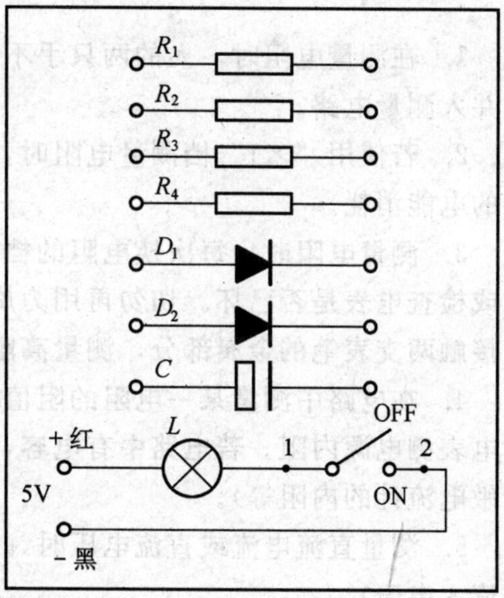

图 8－8　实验测试线路板

（6）重复步骤（1）～（5）测出五组数据，记录在表 8－1 中。

（7）用数字万用电表重复上述实验。

[数据记录与处理]

表 8-1　　各种测量数据

表型	次数	电阻（Ω）				二极管				电解电容	小灯泡	
						D_1（Ω）		D_2（Ω）				
		R_1	R_2	R_3	R_4	$R_{正}$	$R_{反}$	$R_{正}$	$R_{反}$	C（μF）	U（V）	I（A）
指针式	1											
	2											
	3											
	4											
	5											
数字式	1											
	2											
	3											
	4											
	5											

[注意事项]

1. 在测量电阻时，人的两只手不要同时和测试棒一起搭在电阻的两端，以避免人体电阻并入测量电路。

2. 若使用“×1”档测量电阻时，应尽量缩短万用电表使用时间，以减少万用电表内电池的电能消耗。

3. 测量电阻时，每次换电阻的档位后都要调节零点。若不能调到零，则必须更换新电池或检查电表是否已坏。切勿再用力旋转“调零”旋钮，以免损坏电表。此外，不要双手同时接触两支表笔的金属部分，测量高阻值电阻更要注意这一点。

4. 在电路中测量某一电阻的阻值时，应切断电源，并将电阻的一端断开。更不能用万用电表测电源内阻。若电路中有电容，应先放电再测量。也不能测额定电流很小的电阻（如灵敏电流计的内阻等）。

5. 测量直流电流或直流电压时，红表笔应接入电路中高电位一端（使电流总是从红表笔流入电表）。

6. 测量电流时，万用电表必须与待测对象串联；测电压时，必须与待测对象并联。

7. 测量电流或电压时，手不要接触表笔金属部分，以免触电。

8. 绝对不允许用电流档或欧姆档去测量电压！

9. 试测时应用“跃接法”，即在表笔接触测试点的同时，注视指针偏转情况，并随时准备在出现意外（指针超过满刻度，指针反偏等）时，迅速将电笔脱离测试点。

10. 测量完毕，务必将“转换开关”拨离欧姆档，应拨到空档或最大交流电压档，以保证安全。

[思考题]

1. 为什么不能用万用电表测电源内阻?
2. 测量电压时，万用电表“转换开关”绝对不能置于电流档或电阻档，为什么?

实验九 用电位差计测量微小电压和电动势

9-1 测量微小电压

[实验目的]

1. 了解直流电位差计的工作原理、结构和特点。
2. 学习用直流电位差计测量微小电压的方法。

[实验器材]

电位差计（一台）、检流计（一台）、电阻箱（一台）、标准电池（一块）、直流稳压电源（一台）、2号电池（一节）、导线（若干）。

[实验原理]

如果要测量某个未知电压 U_x，原理上可采用图 9-1 所示电路，其中 E_0 是电动势可调的电源。若调节 E_0 使检流计 G 指针指向零，则电路中的两个电压值（E_0 和 U_x）必然大小相等，即有 $U_x=E_0$，这时称电路达到补偿。在补偿的条件下，由已知电压 E_0 测未知电压 U_x 的方法，称为补偿法测电压（或电动势）。依此原理制成的测量电压（或电动势）的仪器称为电位差计。

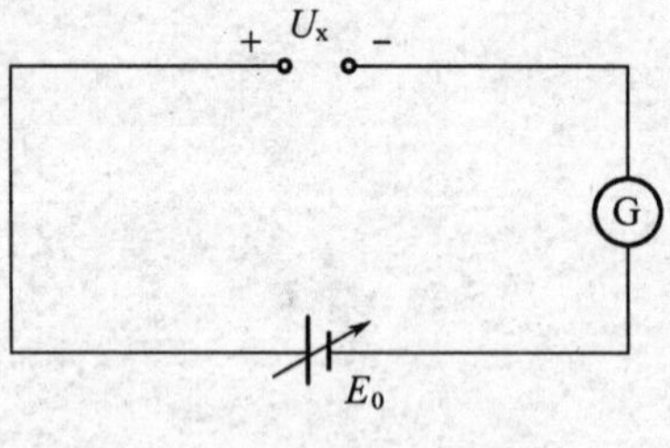

图 9-1 补偿法原理

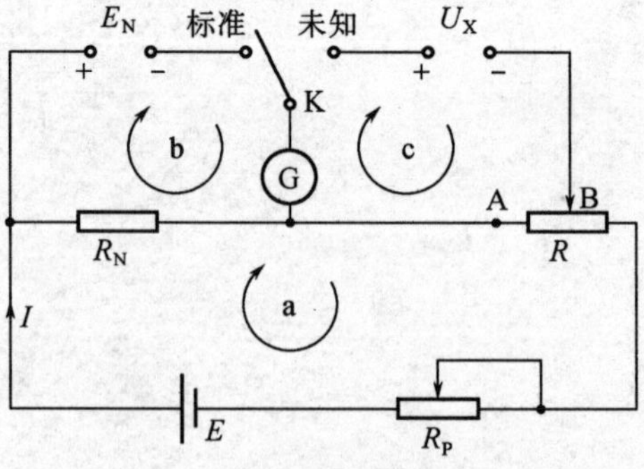

图 9-2 电位差计的工作原理

实际电位差计的原理电路如图 9-2 所示。

图中 E_N 为标准电池的电动势，E 为电源，U_x 为被测电压，I 为工作电流，K 为转换开关，G 为检流计，a 为基本回路，b 为标准回路，c 为测量回路，R_N 为标准电阻，R 为测量调节电阻，R_P 为工作电流调节电阻。

测量时，先将转换开关 K 拨至“标准”位置（用 K→“标准”来表示，下同），调节 R_P，使检流计 G 指向“零”；若此时基本回路中的工作电流为 I_0，则有

$$E_N = I_0 R_N \qquad 或 \qquad I_0 = \frac{E_N}{R_N} \tag{9-1}$$

然后将 K→“未知”，调节 R（注意保持 R_p 不变）再使 G 指向“零”，则：

$$U_x = U_{AB} = I_0 R_{AB} \tag{9-2}$$

R_{AB}为 A、B 之间的电阻。

将式 9-1 代入式 9-2 得：

$$U_x = \frac{E_N}{R_N} R_{AB} \tag{9-3}$$

由于 E_N 为标准电池的电动势，它只是温度的函数且为已知量；R_N 也是已知的，所以 U_x 正比于 A、B 之间的电阻。这里的 U_{AB} 就相当于图 9-1 中的 E_0。在实际的电位差计中都是根据 $I_0=\frac{E_N}{R_N}$ 的大小（比如 0.01A），把电阻 R_{AB} 的数值转换成相应的电压值（I_0R_{AB}）标在仪器上。

应用补偿法测量电位差有如下优点：

1. 精度高

由于测量结果的准确性决定于标准电池的电动势及仪器中各工作电阻的精度，而电阻一般均采用有较高精度的标准电阻，且标准电池的精度也较高，所以只要检流计的灵敏度比较高，测量结果的精度相应就会比较高。

2. 测量值不受工作电流的影响

只要被测电压在一定的范围内（参见“实验步骤 2”），当电路达到完全补偿时，被测电路中无电流通过，因此，被测电压在测量中不受工作电流的影响。

[仪器描述]

UJ31 型低电势直流电位差计的面板布置如图 9-3 所示。

整个面板可分为如下七个部分：

1. 五组接线端钮（“标准”、“检流计”…）。
2. 标准电池电动势的温度补偿盘 R_N。
3. 工作电流调节电阻盘 R_p（分为 R_{p1}、R_{p2}、R_{p3}）。
4. 测量调节电阻盘Ⅰ、Ⅱ、Ⅲ，其中第Ⅲ盘带有游标尺 A。
5. 电位差计量程变换开关 K_1。
6. 标准回路与测量回路的转换开关 K_2。
7. 电键按钮（“粗”、“细”、“短路”）。

UJ31 型电位差计使用的电源是 5.7～6.4V 的直流电源，其工作电流为 10mA。它的三个工作电流调节盘中，第一个盘（R_{p1}）是 16 点步进的转换开关，第二盘（R_{p2}）和第三盘

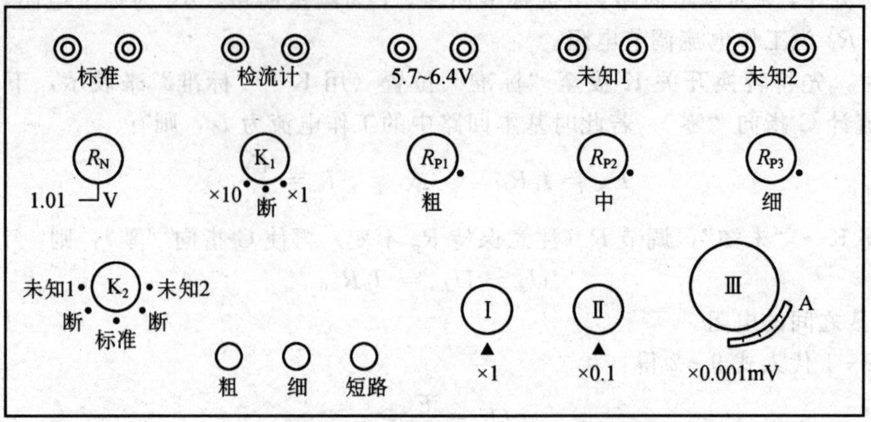

图 9-3　UJ31 型电位差计的面板

(R_{p3}) 均为滑线盘。标准电池电动势温度补偿盘 R_N 的补偿范围为 1.0180～1.0196V。

该仪器有两个测量端，通过转换开关 K_2 可接通“未知 1”或“未知 2”或“标准电池”。在它的三个测量调节电阻盘中，第Ⅰ测量盘是 16 点步进转换式开关，第Ⅱ测量盘是 10 点步进转换式开关，第Ⅲ测量盘是滑线盘；测量盘的电阻值已转换成相应的电压值标在了仪器面板上；A 为游标。

该仪器的量程变换开关 K_1 有两档：在“×1”档，测量范围是 0～17.1mV，测量盘的最小分度值为 1μV，游标尺的分度值为 0.1μV；在“×10”档，测量范围是 0～171mV，测量盘的最小分度值为 10μV，游标尺的分度值为 1μV。

［实验步骤］

1. 先计算出当天当时温度 t 下的标准电池的电动势 E_t：

$$E_t = 1.0186 - 4.06 \times 4.06 \times 10^{-5} \times (t-20) - 9.5 \times 10^{-7} \times (t-20)^2\,\mathrm{V} \qquad (9-4)$$

然后将温度补偿盘 R_N 拨在经计算所得的 E_t 数值处。

2. 设计被测电路（该步骤的目的，是要获得待测电压 U_x）。被测电路可由一个电阻箱和一节电池构成，如图 9-4 所示。已知 $E_1 = 1.5\mathrm{V}$，R_1 和 R_2 为电阻箱内的两部分电阻；“0”、“9.9Ω”和“99999.9Ω”分别是电阻箱上的三个接线柱，“0”与“9.9Ω”两柱之间的电阻值（R_1）可在 0～9.9Ω 的范围内变化；“0”与“99999.9Ω”两柱之间的电阻值（$R_1 + R_2$）可在 0～99999.9Ω 的范围内选择。

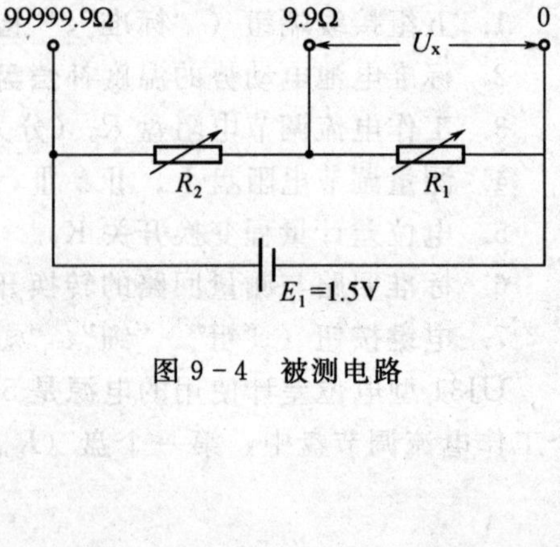

图 9-4　被测电路

设计被测电路时，要求 R_1 取 9.9Ω（R_1 的值要尽可能大），而 U_x 必须满足：

(1) $0 < U_{x1} \leqslant 7.1\mathrm{mV}$

(2) $17.1\mathrm{mV} < U_{x2} \leqslant 171\mathrm{mV}$

本次实验取 $U_{x1}\approx15\text{mV}$，$U_{x2}\approx82.5\text{mV}$，故可计算出 R_2 的两个相应值为 $R_2'\approx980\Omega$，$R_2''\approx170\Omega$。

3. 将 $K_2\to$"断"，然后按面板上接线端钮的分布，分别在"标准"、"检流计"、"5.7～6.4V"和"未知 1"（或"未知 2"）等接线端（钮）之间接上"标准电池"、"检流计"、"6V 直流电源"和"待测电压 U_x"（注意：各电动势和电压的"＋"、"－"要与面板上所标示的极性一一对应，不能接反）。

4. 在检流计无输入的情况下（即 $K_2\to$"断"），调节检流计的零点调节旋钮使其指向零。

5. 将检流计的灵敏度拨至"×0.01"档（即将检流计面板上的分流器开关置于"×0.01"档），$K_2\to$"标准"。将电键按钮"粗"按下，调节 R_p（先调"粗"——R_{p1}，再调"中"——R_{p2}），使检流计基本上指向零（观察并在脑中记住 R_p 增大或减小时光标的偏转方向）。

6. 校准电位差计的工作电流

(1) 试按一下按钮"细"，若检流计光标偏转超出刻度范围，则立即将按钮松开，并按光标的偏转方向有目的地调节 R_{p2}（"中"旋钮），使光标偏转角减小；再按下"细"按钮，继续调节 R_p 的"中"、"细"旋钮，使光标基本上指零，然后将 $K_2\to$"断"。（若在校准过程中，光标只扫向一边，调不回零，应请教师检查）

(2) 将检流计的灵敏提高一档，在将 $K_2\to$"标准"的同时观察光标向哪边偏转，然后按下"细"按钮，调节 R_p 的"中"、"细"，使光标指零；直到检流计灵敏度提高到"×1"档时，检流计的光标也指零。此时称电位差计第一次被校准了。随即将 $K_2\to$"断"，并松开按钮。

7. 测量微小电压 U_{X1}（约 15mV）

(1) 将 $K_1\to$"×1"档；同时根据步骤 2 的设计，将电阻箱的 R_1、R_2 两电阻分别拨到 9.9Ω 和 980Ω，测量盘Ⅰ、Ⅱ、Ⅲ旋到约 15mV 处（即 K_1 的档值乘以三个测量盘上的示数之和约为 15mV）。

(2) 将 $K_2\to$"未知 1"（或"未知 2"），按下"粗"按钮，观察检流计光标的偏转方向，有目的地调节测量盘Ⅰ、Ⅱ，使光标回零。然后左手试按一下"细"按钮，观察光标的偏转情况且右手调节测量盘Ⅱ、Ⅲ，使光标指零后，即将 $K_2\to$"断"，并读取测量数据（用 K_1 的档值乘以三个测量盘上的示数之和）。

(3) 对 U_{X1} 连续测量三次。每次先校准检流计的工作电流（$K_2\to$"标准"，调节 R_p"细"钮使检流计指零）。然后速测一个数据（$K_2\to$"未知"，微调测量盘Ⅲ使检流计指零，$K_2\to$"断"）并记录于表 9－1 中。

8. 测量微小电压 U_{X2}（约 82mV），操作步骤同 7。

[数据记录与处理]

表 9－1　　　　　　　　　　　测量微小电动势

	$R_2=980\Omega$		$R_2=170\Omega$	
	U_{X1} (mV)	ΔU_{X1} (mV)	U_{X2} (mV)	ΔU_{X2} (mV)
1				
2				
3				
平　均				

$$E_1=\frac{\overline{\Delta U}_{X1}}{\overline{U}_{X1}}\times 100\%=$$

$$E_2=\frac{\overline{\Delta U}_{X2}}{\overline{U}_{X2}}\times 100\%=$$

测量结果：　$U_{X1}=\overline{U}_{X1}\pm\overline{\Delta U}_{X1}=$

$U_{X2}=\overline{U}_{X2}\pm\overline{\Delta U}_{X2}=$

[注意事项]

1. 标准电池不能倒置。因电流流过标准电池会引起电动势的变化，故流入或流出标准电池的电流要小于 1μA，并应间歇使用。在检流计的灵敏度至“×1”档时，光标不易稳住，故调节动作要快。

2. 在测量过程中，若检流计的光标摇晃不停时，可用“短路”按钮使检流计光标的摇晃受到阻止。在改变电路时也必须使检流计处于短路状态；在使用结束和移动时，均应将检流计处于短路状态（即将检流计面板上的分流器开关置于“短路”档)。

3. 在接通电位差计的电源时，要注意使直流电源的输出转换开关所处的位置与电位差计所使用的电源电压一致。特别注意不要将 220V 的电压接到 6V 的接线柱上。

4. 在使用时，切勿将检流计放置在震动的桌子上。

5. 如果发现在检流计的标度尺上找不到光标时，可将检流计的分流器开关置于“直接”处，检查一下有无光点扫过。如有，则可调节零点调节器，将光标调至标度尺上；若仍然未发现光标，则请老师处理。

[思考题]

1. 电位差计校准后，基本回路中的可变电阻 R_p 还能否改变？为什么？

2. 测量时，若被测电压的极性接反了，会发生什么现象？

3. 用电位差计测电压（或电动势）时，如果发生下述情况，试讨论原因：

(1) 找平衡时，检流计的指针总是不动。

(2) 找平衡时，检流计的指针有偏转，但总是偏向某一边。

9-2　测量电动势

[实验目的]

1. 了解电位差计的工作原理、结构及特点。
2. 学会使用电位差计，并用电位差计测量电动势和电位差。

[实验仪器与器材]

电位差计、电阻箱、万用电表、直流稳压电源、单刀双掷开关、保护电阻、标准电池、被测电池、灵敏电流计、导线。

[实验原理]

用伏特计测量未知电池的电动势时，必定会有电流流过电池，而电池是有内阻的，当电流通过电池时，就会在其内阻上产生电势降落。因此，伏特计的测量值实际上并不是电池的电动势，而是电池的极间电位差，比电动势小。若用电位差计来测量，就可以解决上述问题，其原理如图 9-5 所示。AB 间为一根均匀细长的电阻丝，由于电源 E 的作用，在电阻丝上将产生均匀的电压降。设 U_0 为电阻丝上单位长度的电压降，通过调整可变电阻（箱）R，改变主电路中电阻丝 AB 中的电流大小，可以将 U_0 校正为所希望的值，所以 U_0 为已知量。因此，当我们测出 C、D 间电阻丝的长度 L_X 时，则 C、D 间的电位差应为

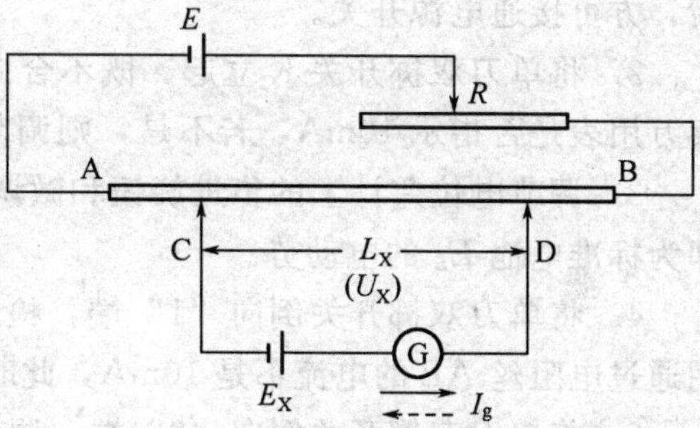

图 9-5　电位差计平衡原理图

$$U_X = U_{CD} = U_0 L_X \tag{9-5}$$

把一待测电源 E_X 按图 9-5 接入 C、D 之间后，改变滑动头 C、D 的位置，可有三种情况产生：

1. 如果 $E_X < U_X$，则灵敏电流计 G 中的电流 I_g 向左流动，如图中虚线箭头所示。
2. 如果 $E_X > U_X$，情形与上述相反。
3. 如果 $E_X = U_X$，则 G 中无电流通过，这时称电位差计达到了平衡。

在电位差计平衡时，按式 9-5 所测出的值，就是待测电池的电动势。因此，所谓电位差计类似于一个分压装置。任意两点间的分压大小都为已知量，用它去平衡（或补偿）一个未知电动势，从而测出电动势的值。

本实验采用如图 9-6 所示的连接线路。电位差计的使用分为两步进行：①校准电位差

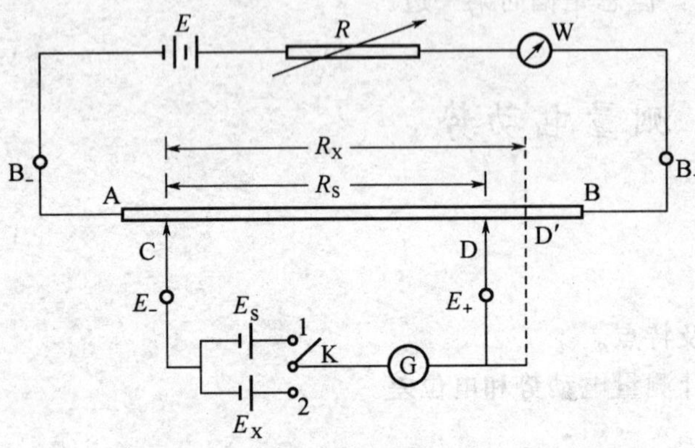

图 9-6 电位差计实验线路图

计，就是使流过电阻丝 AB 的电流准确地达到标准值 I_0。方法是将单刀双掷开关 K 倒向 E_S，根据标准电池的电动势 E_S 的大小，取 C、D 间电阻为 R_S，调节 R 使检流计指针无偏转，此时电路达到补偿，$E_S=I_0R_S$。因为 E_S、R_S 都为准确的已知量，所以 I_0 被精确校准到标准值。②测量未知电动势 E_X。将单刀双掷开关倒向 E_X，调节 C、D 间的电阻值（注意保持 R 不变），使检流计再次无偏转，则 $E_X=I_0R_X$。本实验所用的电位差计把 R_X 与 I_0 之积的值标在了电位差计的表盘上，所以从表盘上可直接读出 E_X 的值。

[实验步骤]

1. 按图 9-6 连好线路，把直流稳压电源 E（6V）、电阻箱（约 440Ω）和万用表 W（用 25mA 档）接入电位差计的 B_+、B_- 接线柱上（先不要接通电源开关）。经教师检查线路后，方可接通电源开关。

2. 将单刀双掷开关 K 立起，既不合向“1”端，也不合向“2”端。接通电源开关，观察万用表是否指示 10mA，若不是，则调节电阻箱电阻 R，使万用表指示 10mA。

3. 调节电位差计上的步进旋钮和微调旋钮，使两旋钮的指示值正好是 1.0186V，此值即为标准电池 E_S 的电动势。

4. 将单刀双掷开关倒向“1”端，检流计 G 应该指示为零。若检流计不指示零，则说明通过电阻丝 AB 的电流不是 10mA，此时可微调变阻箱电阻 R，使检流计指示零。

5. 将单刀双掷开关倒向“2”端，调节电位差计的测量旋钮，使检流计指示零，此时，从电位差计刻度盘上读出的值即为 E_X 的值。

6. 重复步骤 2～5，测量五次 E_X，将测量值填入表 9-2 中，取平均值。

7. 将仪器恢复原位。

[数据记录与处理]

表 9-2　　测量未知电源电动势

	1	2	3	4	5	平均值
E_X（V）						
ΔE_X（V）						

平均相误差：$\dfrac{\overline{\Delta E_X}}{\overline{E_X}}\times 100\%=$

结果：　　　　$E_X = \overline{E}_X + \overline{\Delta E}_X =$

[注意事项]

1. 先关电源开关，后拆线。
2. 标准电池接通调零后，可变电阻 R 的阻值就不能再变化。

[思考题]

1. 本实验中，标准电池 E_S 的作用是什么？

2. 在连接线路时，为什么要预先把电阻箱电阻 R 放在 440Ω 左右？校准好电位差计后，R 还能改变吗？为什么？

实验十 用稳恒电流场模拟静电场

10－1 静电场的描绘（描迹法）

[实验目的]

1. 了解模拟方法的原理和条件。
2. 学会用模拟法描述和研究二维静电场的方法。
3. 通过描绘等位线和电力线加深对电场强度和电势及相互关系的理解。

[实验器材]

静电场等位仪、检流计、导电盘、导电纸、曲线板、平板电极、点电极。

[实验原理]

带电体在空间产生静电场。直接测量时，由于测量器件的引入，将使原来的静电场发生畸变，因而常采用模拟法测量静电场的分布。模拟法是物理学、工程学及其他学科常用的一种方法，用于难以测量的物理状态的研究。

模拟可分为物理模拟和数学模拟。所谓物理模拟就是用易于测量、便于观察的物理系统来研究与它在规律形式或数学表达式上相似的物理系统。数学模拟就是把不同本质的物理现象或过程，用同一个数学方程来描绘，若边界条件相似，其解是唯一的。

静电场和稳恒电流场是两种不同性质的场，但都遵守环路定理，在规律形式上相似，有相同的数学形式，即

$$\oint \vec{E}_{静} \cdot d\vec{l} = 0 \tag{10-1}$$

$$\oint \vec{E}_{稳} \cdot d\vec{l} = 0 \tag{10-2}$$

电场强度 $\vec{E}$ 与电位 V 的关系为

$$\vec{E} = -\nabla V \tag{10-3}$$

即场强 $\vec{E}$ 在数值上等于电势梯度，方向指向电势降落的方向。因此，可以用稳恒电流场模拟静场。考虑到 $\vec{E}$ 是矢量，而电位 V 是标量，从实验测量来讲，测量电势比测定场强容易实现，因此可先测绘出等势线（又称为等位线），然后根据电力线与等势线正交的关系，

再画出电力线，这样就可以由等位线的间距确定电力线的疏密和指向，将抽象的电场形象地反映出来。静电场用稳恒电流场来模拟，模拟方法的使用有一定的条件和范围，不能随意推广。现将其条件归纳如下：

(1) 稳恒电流场中的电极形状与被模拟的静电场中的带电体几何形状相同。

(2) 稳恒电流场中的导电物质必须分布均匀，才能使静电场的带电体和电流场中电极的表面等位面。

(3) 模拟所用电极系统与被模拟电极系统的边界条件相同。

[仪器描述]

静电场等位仪由电极试验盘、等位仪、检流计和导电纸四部分组成。其外形如图 10-1 所示，原理如图 10-2 和图 10-3 所示。

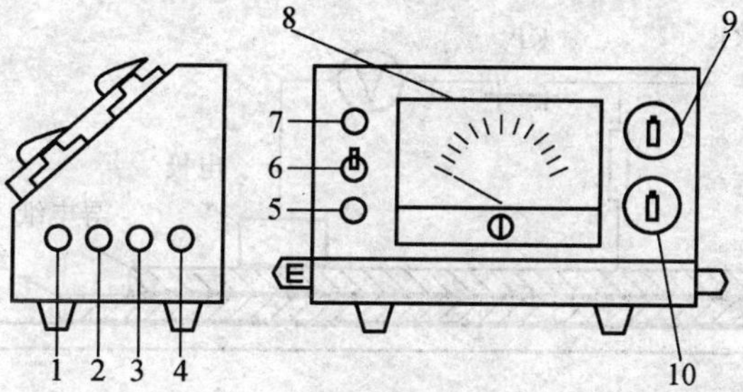

图 10-1 静电场等势仪

1. 电场电源“+”极接线柱 2. 电源“-”极接线柱 3. 测试笔及接线柱 4. 接地线柱 5. 火花记录按钮 6. 电源开关 7. 电源指示灯 8. 直流电压表 9、10. 分压器 11. 交流电源插座 12. 保险丝座 13. 外接检流计插孔 14. 外壳

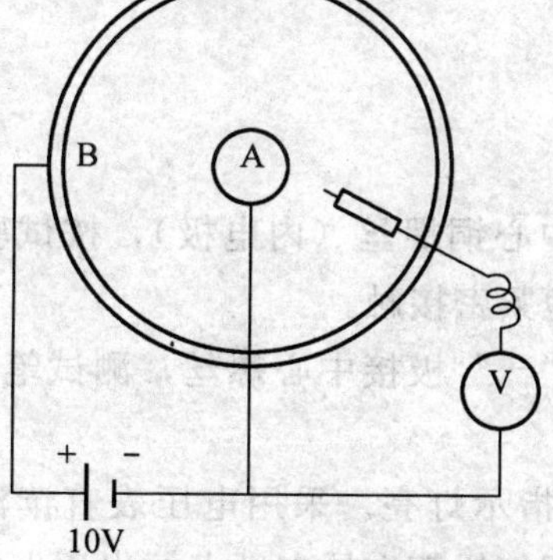

图 10-2 电压直读法

A 为电极，B 为环形电极，V 为电压表

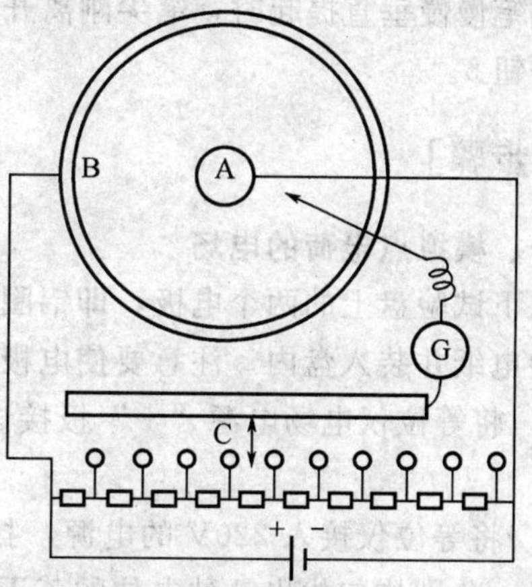

图 10-3 电位差计指零法

当探查电极在 B、A 之间移动至某点使电位与分压器上 C 点电位相同时，检流计 G 中无电流通过。

静电场等势仪测量极间各个点电势的方法有二种：

1. 电压表直读法

可直接从电压表上读出数据，如图 10－2 所示。此法方便直观，但由于测量点的电流有一部分流向电压表会造成一定的系统误差。

2. 电位差计指零法

此法精度高，系统误差小，但测量中容易使指针在不平衡前偏转太大，对总体电位分布概貌不如电压表法直观。此外需外接检流计，装置如图 10－3 所示。所测量的电压是图10－1 中两分压器的读数之和，比如，若 0～10V 分压器指数是 5，0～1V 分压器指数是 4，则该点电势为 5.4V。

试验盘内装入导电纸，电场的测绘就在导电纸上进行。所测得的等位点分布采用火花记录，其原理如图 10－4 所示。

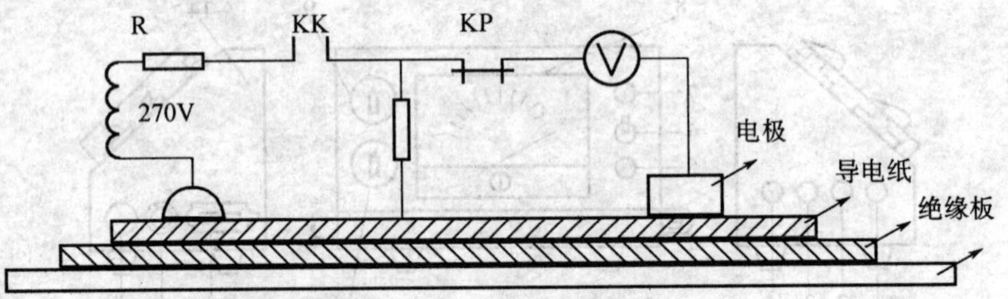

图 10－4　火花记录原理图

KP 接通时探测等势点　　KK 接通时火花记录点

当等位仪面板上按钮 5 未揿下时，KP 为常闭触点，电压表与测笔相连，表头指示电位值。当揿下按钮 5 时，KP 断开，KK 接通，测试笔与中心电极之间加上 270V 的交流电压。当测试笔慢慢垂直提起时，笔尖刚离开导电纸即产生火花，在测点处被烧成焦斑。然后迅速放开按钮 5。

[实验步骤]

一、模拟点电荷的电场

取下试验盘上的两个电极，即铝圈（外电极）和中心铜螺丝（内电极），按试验盘内圆剪好导电纸并装入盘内。注意要使电极和导电纸均匀地紧密接触。

1. 将等位仪电场电源“＋”极接试验盘的铝圈，“－”极接中心螺丝，测试笔插入孔 3 内。

2. 将等位仪接入 220V 的电源，打开电源开关，指示灯亮。采用电压表直读法进行逐点测量，分别均匀找出 6 种电位的若干等位点，同时用细铅笔在导电纸上标出逐点的位置。

3. 将检流计接入等位仪，采用电位差计指零法对上述测点进行精确定位。

4. 拆掉检流计，对各测点经选择后进行火花记录。要求记录点分布均匀，以便画出等位线。

5. 关掉电源开关，拆下试验盘的电极，取出导电纸，在纸的背面（灰白色的非导电面）上用曲线板将等位点连成圆滑的曲线，即等位线。

6. 根据等位线的分布，绘出电力线。

二、模拟电偶极子电场的描绘

从铝圈和中心螺丝上取下两电极。将导电纸铺在盘底的胶木板上，另取两表笔分别接等位仪电场电源两极，模拟正、负电荷。重复上述步骤2～6，描绘出模拟偶极子的电场。

三、平行板电场的描绘

等位仪的两极分别接在置于导电纸上的两平行板上，重复上述步骤2～6，描绘出平行板电场的分布。

[数据记录与处理]

1. 绘出点电荷的等势线和电力线。
2. 绘出电偶极子的等势线和电力线。
3. 绘出平行板电极间的等势线和电力线。

[注意事项]

1. 火花记录时，一人操作，另一人监护。操作者左手揿按钮5，右手提测笔操作，以防操作人员误触及带电部位。
2. 电位测量点尽量可能多些，但火花记录点尽量少些，以免焦斑过多而破坏原电场分布。
3. 火花记录时提笔越慢，焦斑就越大，反之越小。斑越小越好。

[思考题]

1. 实验中的电压表为什么要用表头内阻高的，否则会出现什么问题？
2. 电极间电压的正负极性变换，等势线的变化如何？
3. 如果点电荷的等势线不是同心圆，那么产生误差的原因可能是什么？
4. 在导电纸上能否直接模拟点电荷的电场？

10－2 导电微晶静电场描绘仪（双层式）

[实验原理]

参见实验10－1静电场的描绘。

[实验器材]

GVZ－3型导电微晶静电场描绘仪（包括导电微晶、双层固定支架、同步探针、直流电源）、记录纸、曲线板、各种电极等。

[仪器描述]

GVZ－3型导电微晶静电场描绘仪（包括导电微晶、双层固定支架、同步探针等），如图10－5所示。

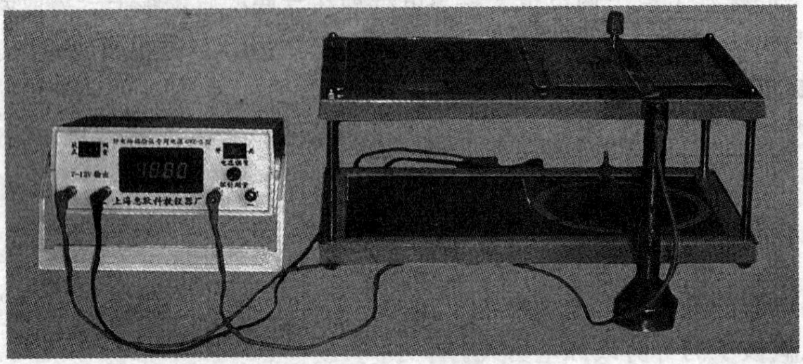

图10－5 静电场描绘仪

支架采用双层式结构，上层放记录纸，下层放导电微晶。电极已直接制作在导电微晶上，并将电极引线接出到外接线柱上，电极间制作有导电率远小于电极且各项均匀的导电介质。接通直流电源（10V）就可进行实验。在导电微晶和记录纸上方各有一探针，通过金属探针臂把两探针固定在同一手柄座上，两探针始终保持在同一铅垂线上。移动手柄座时，可保证两探针的运动轨迹是一样的。移动导电微晶上方的探针，找到待测点，按一下记录纸上方的探针，在记录纸上留下一个对应的标记。移动同步探针，在导电微晶上找出若干电位相同的点，由此即可描绘出等位线。

[实验步骤]

1. 描绘同轴电缆的静电场分布

利用图10－6所示的模拟模型，将导电微晶上内、外两个电极分别与直流稳压电源的正

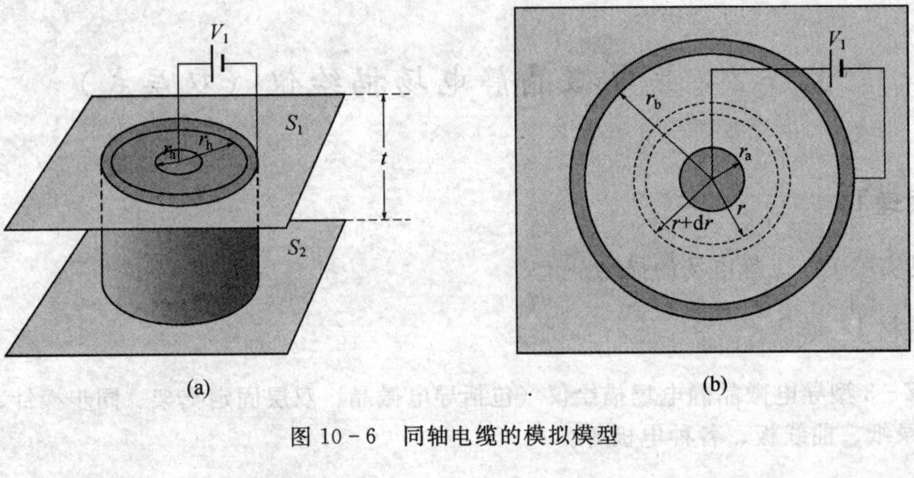

图10－6 同轴电缆的模拟模型

负极相连接，电压表正负极分别与同步探针及电源正负极相连接，移动同步探针测绘同轴电缆的等位线簇。要求相邻两等位线之间的电位差为1V，以每条等位线上各点到原点的平均距离 r 为半径画出等位线的同心圆簇。然后根据电力线与等位线正交性质，再画出电力线，并指出电场强度方向，得到一张完整的电场分布图。在坐标纸上作出相对电位 U_R/U_a 与 $\ln r$ 的关系曲线，并同理论结果比较，再根据曲线的性质说明等位线是以内电场中心为圆心的同心圆。

2. 描绘一个劈尖电极和一个条形电极形成的静电场分布（如图10－7所示）

将直流电压调到10V，将记录纸铺在上层平板上，从1V开始，平移同步探针，用导电微晶上放的探针找到等位点后，按一下记录纸上方的探针，测出一系列等位点，共测9条等位线，每条等位线上找10个以上的点，在电极端点附近应多找几个等位点。画出等位线，再作出电力线。作电力线时要注意：电力线与等位线正交，导体表面是等位面，电力线垂直于导体表面，电力线发自正电荷而中止于负电荷，疏密表示场强的大小，根据电极正、负画出电力线方向。

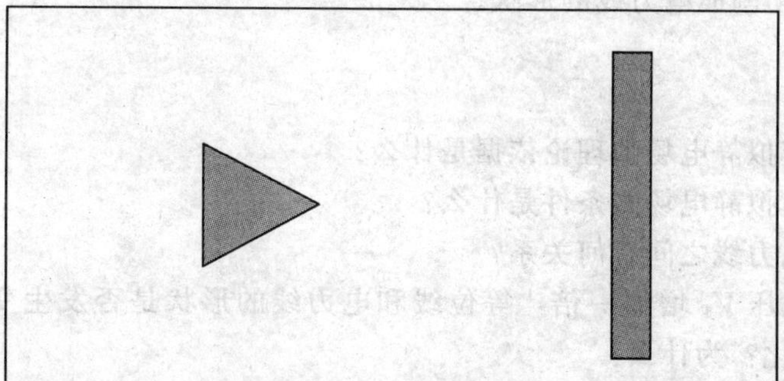

图10－7 尖三角形电极

3. 描绘聚焦电极的电场分布

利用图10－8所示模拟模型，测绘阴极射线示波管内聚焦电极间的电场分布。要求测出

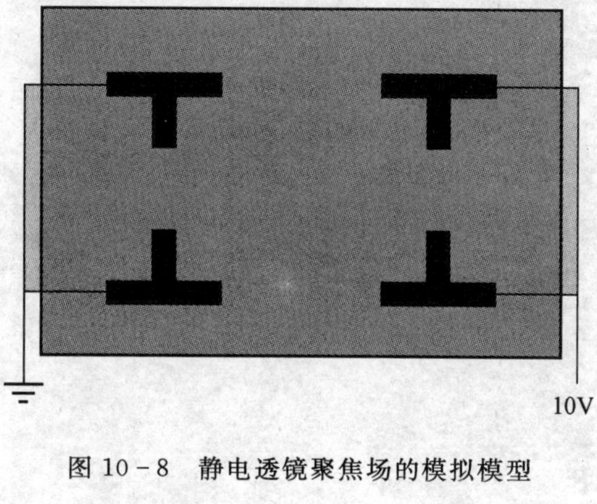

图10－8 静电透镜聚焦场的模拟模型

7～9 条等位线，相邻等位线的电位差为 1V。该场为非均匀电场，等位线是一簇互不相交的曲线，每条等位线的测量点应取得密一些。画出电力线，可了解静电透镜聚焦场的分布特点和作用，加深对阴极射线示波管电聚焦原理的理解。

[数据记录与处理]

1. 根据测绘所得到的等位线和电力线的分布，分析场强的强弱分布。

2. 在描绘同轴电缆的等位线簇时，正确确定圆形等位线簇的圆心，正确描绘圆形等位线。

[注意事项]

由于导电微晶边缘处电流只能沿边缘流动，因而等位线必然与边缘垂直，该处的等位线和电力线严重畸变，这就是用有限大的模拟模型去模拟无限大的空间电场必然会受到“边缘效应”的影响。若要减小这种影响，则要使用“无限大”的导电微晶进行实验，或者人为地将导电微晶的边缘切割成电力线的形状。

[思考题]

1. 用电流场模拟静电场的理论依据是什么？

2. 用电流场模拟静电场的条件是什么？

3. 等位线与电力线之间有何关系？

4. 如果电源电压 V_1 增加一倍，等位线和电力线的形状是否发生变化？电场强度和电位分布是否发生变化？为什么？

5. 试举出一对带等量异号线电荷的长平行导线的静电场的“模拟模型”。这种模型是否是唯一的？

实验十一 示波器的原理与使用

[实验目的]

1. 了解示波器的主要结构和工作原理。
2. 掌握示波器各旋钮的作用和使用方法。
3. 掌握用示波器观察电信号的波形和李萨如图形的方法。
4. 学会用示波器测量电信号的幅度、周期（或频率）的方法。

[实验器材]

示波器、音频信号发生器、信号线等。

[仪器描述]

示波器能够正确地显示电信号变化过程的波形，可以观察和测量电学量及由非电量转换成的电信号。

一般来说，示波器由电源、示波管、扫描发生器、整步电路及水平轴和垂直轴放大器五部分组成，如图 11-1 所示。

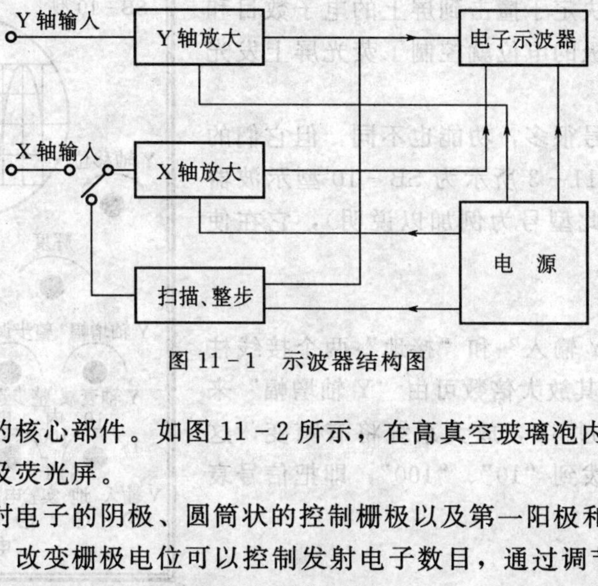

图 11-1 示波器结构图

示波管是示波器的核心部件。如图 11-2 所示，在高真空玻璃泡内封装有电子枪、水平偏向板和垂直偏向板及荧光屏。

电子枪由炽热发射电子的阴极、圆筒状的控制栅极以及第一阳极和第二阳极组成。栅极相对于阴极是负电位，改变栅极电位可以控制发射电子数目，通过调节电位器（即“辉度”旋钮）来实现。电子自阴极射出后，穿过控制栅极的小孔，经过高电位的第一阳极加速后获得极高的速度，同时由于第一、第二阳极之间有电位差，它们所产生的电场能使从不同方向

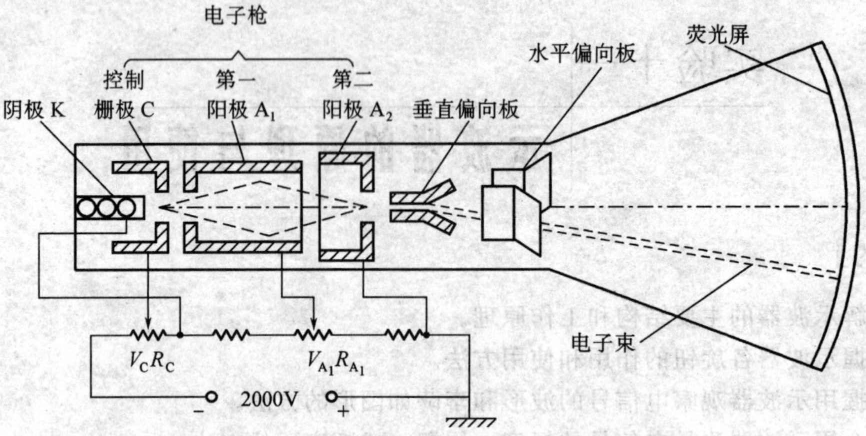

图 11-2　示波管结构图

射来的电子恰好都会聚在荧光屏上，这叫做聚焦作用。聚焦是通过旋转示波器面板上的“聚焦”旋钮来实现的。

垂直、水平偏向板控制电子束上下、左右的偏转。从电子枪射出的电子束，在荧光屏上只能显示出一个清晰的亮点。若在垂直偏向板间加一电压，则电子束就会在两板之间的电场作用下发生偏移，使电子的位置将在 Y 轴上发生偏移。若垂直偏向板间加一周期性的交变电压，则电子束在荧光屏上将扫描出一条竖直（沿 Y 轴）的直线。同理，若水平偏向板间加一周期性的交变电压，电子将扫描出一条水平（沿 X 轴）的直线。

荧光屏涂有荧光物质，当电子射到荧光屏上时会显示出荧光，其亮度决定于撞击到屏上的电子数目和速度。因此，控制栅极的电位就控制了荧光屏上发光点的亮度。

示波器种类、型号很多，功能也不同，但它们的用法大同小异。如图 11-3 所示为 SB-10 型示波器的面板图（以后将以此型号为例加以说明），它在使用上可分为四个系统。

1. Y 轴放大系统

输入信号通过“Y 输入”和“接地”两个接线柱进入 Y 轴放大系统，其放大倍数可由“Y 轴增幅”来调节。若输入信号超过 5V，放大系统将有畸变，这时可把“Y 轴衰减”拨到“10”、“100”，即把信号衰减后再输入放大系统。

2. X 轴放大系统

输入信号也可以通过“X 输入”和“接地”两个接线柱进入 X 轴放大系统，其“X 轴增幅”和“X 轴

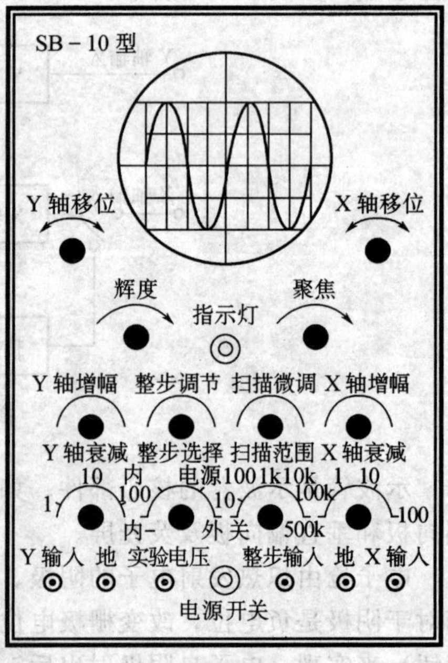

图 11-3　示波器面板图

衰减”两旋钮的用法和Y轴放大系统一样，但X轴常用的信号是来自示波器内部的锯齿形电压源，此时只要把“X轴衰减”拨到“扫描”上即可。

3. 锯齿形扫描电压振荡器

示波器内设置了锯齿形扫描电压发生器。当“X轴衰减”指向“扫描”后，扫描电压即接入X轴放大系统，其扫描频率由“扫描范围”和“扫描微调”两个旋钮控制，扫描电压的大小（即显示扫描线的长短）由“X轴增幅”控制。

4. 同步系统

如前所述，为了在荧光屏上获得稳定的波形，必须保证每次扫描总是从待测电压的同一电压如图11-4（b）中的0点开始，这种作用称为同步（又称整步）。最简单的同步方法是调节扫描电压的周期以满足 $T_x=nT_y$。

由于加在X和Y偏向板上的两个振荡源是互相独立的，因此各自周期的微小变化，往往会影响两者的比例关系。为了使两者的周期随时满足上述关系，通常可采用内、外及电源同步三种方法。当“整步选择”拨向“内＋”（或“内－”）时，即有待测电压从仪器内部输入到扫描电压振荡器，使后者的周期受前者控制，从而随时满足一定的比例关系，其整步的程度可由“整步增幅”旋钮来调节。当“整步选择”拨向“外”时，扫描电压的周期受外信号的周期控制，这个外信号可由“整步输入”和“接地”两个接线柱输入。当“整步选择”拨向“电源”时，则受市电周期的控制。

[实验原理]

一、示波器的示波原理

在水平偏向板上加锯齿波电压，如图11-4（a）所示。该电压由 $-U_x$ 起随时间正比地增加到 U_x 时突然降为 $-U_x$，这过程中，电子束在荧光屏上的亮点由左端匀速地向右运动，到右端后立即回扫到左端，然后再重复上述过程。在荧光屏上显示一条水平扫描线，该锯齿波电压也称为扫描电压或时基电压。

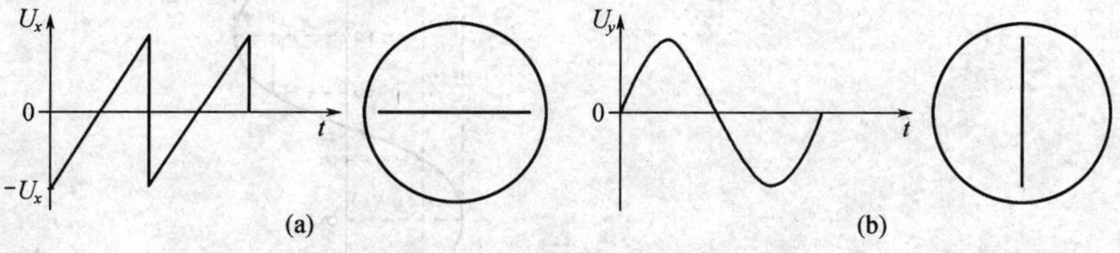

图11-4 示波器的示波原理

如果在垂直偏向板上加正弦电压，则电子束的亮点在纵向做简谐振动，如图11-4（b）所示，在荧光屏上显示一条竖直亮线。

如果在垂直偏向板上加待测的正弦变化电压，同时在水平偏向板上加锯齿形电压，而且两者的周期之比是整数，即 $\frac{T_x}{T_y}=n$，$n=1, 2, 3, \cdots$，每次扫描总是从正弦电压的同一点开始。于是，亮点在荧光屏的原来位置上重复描绘，在荧光屏上将显示稳定的正弦波形。这就是示波器的示波原理。

二、示波器灵敏度的确定和电压的测量

在垂直或水平偏向板上加 1V 电压所引起的电子束偏转距离（毫米或厘米数），称为示波器对电压的纵轴或横轴灵敏度，通常用 S_y 或 S_x 来表示。对正弦交流电而言，

$$S_y = \frac{y}{2\sqrt{2}U_y} \qquad S_x = \frac{x}{2\sqrt{2}U_x} \tag{11-1}$$

式中 y、x 为电子束在纵、横轴上偏转的距离，U 为电压的有效值。

若某一交流电压输入 Y 轴，其波形幅度为 L（由示波器刻度盘上读出），那么，该交流电压的幅值为，

$$U_y^m = \frac{L}{2S_y} \tag{11-2}$$

同理，也可利用横轴灵敏度测量加在 X 输入上的未知电压（示波器测得的是交流电的峰值电压）。

三、李萨如图形

如果输入示波器的 y 轴和 x 轴的都是正弦电压，电子束将同时参与两种运动，那么在荧光屏上将显示两个互相垂直的正弦运动的合成图形，称为李萨如图形，如图 11-5 所示。

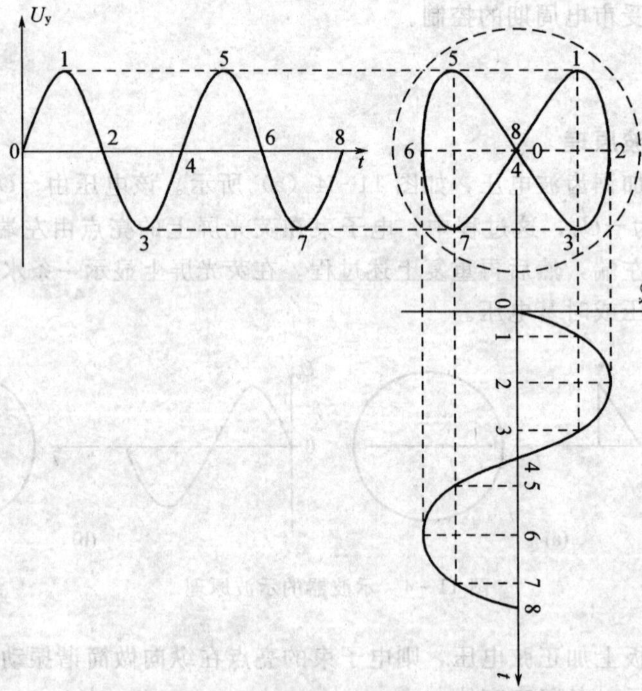

图 11-5 利用李萨如图形测定信号频率

如图 11-6 所示，为两频率值之比为某些整数时的几种李萨如图形。

如果在某一李萨如图形上任意作一条水平直线和一条垂直的直线，并找出它们各自与图

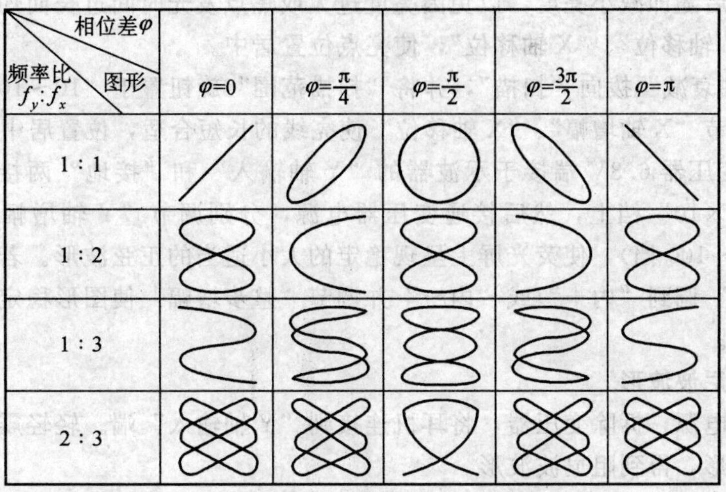

图 11 - 6　频率比为整数的李萨如图形

形相交的最多的交点数，则加在 y 轴上的信号频率 f_y 与加在 x 轴上的信号频率 f_x 之比，等于水平直线的交点数与垂直直线的交点数之比，即

$$\frac{f_y}{f_x}=\frac{\text{水平直线上最多的交点数}}{\text{垂直直线上最多的交点数}} \tag{11-3}$$

如果这两个信号频率中有一个是已知的，则可由上式求出另一未知频率。

利用李萨如图形可测量两个正弦波信号的相位差。如图 11 - 7 所示，设

$$y=B\sin\omega t,\quad x=A\sin(\omega t+\varphi)$$

y 与 x 的相位差为 φ。如果波形在 x 轴上的截距为 $2x_0$，那么关于 M 点有

$$y_M=B\sin\omega t=0$$

$$\therefore \omega t=0$$

$$\therefore x_0=A\sin(\omega t+\varphi)=A\sin\varphi$$

$$\therefore \varphi=\arcsin\frac{x_0}{A} \tag{11-4}$$

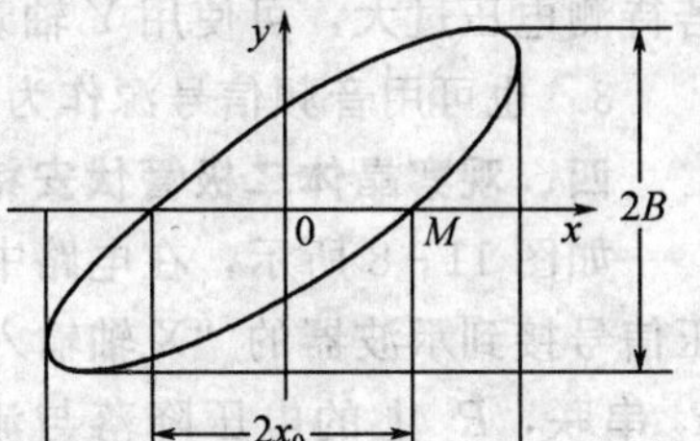

图 11 - 7　相位差的测量

[实验步骤]

一、调节示波器，观察正弦波波形

首先观察示波器面板上各旋钮，熟悉它们的名称、作用和使用方法。检查“辉度”、“X 轴增幅”、“Y 轴增幅”、“扫描微调”、“整步增幅”等旋钮是否放置在最小位置。若上述旋钮不在最小位置，则要求沿逆时针旋至最小位置，并将“扫描范围”开关置于“关”的位置。

1. 插上示波器电源插头，打开电源开关，预热约 1 分钟后开始操作。

2. 调节“辉度”与“聚焦”，直到屏上出现清晰的小亮点为止。注意亮度要适中，此步

骤要迅速，调好后随即减小亮度，以免因亮度过大或焦点发光时间过长而灼烧荧光屏。

3. 调节“Y 轴移位”、“X 轴移位”，使亮点位置居中。

4. 把“X 轴衰减”拨向“扫描”，并将“扫描范围”旋钮置于“10～100”，使亮点展为一水平线。再调节“X 轴增幅”、“X 轴移位”使亮线的长短合适，位置居中。

5. 将电源变压器 6.3V 端接于示波器的“Y 轴输入”和“接地”两接线柱上，使“Y 轴衰减”接于“×10”档上，然后接通变压器电源，分别调节“Y 轴增幅”、“扫描微调”（扫描范围在 10～100 档），使荧光屏上呈现稳定的大小适当的正弦波形。若图形不稳定，则可将“整步旋钮”调到“内＋”或“内－”并调节“整步增幅”使图形稳定。把交流电的正弦波形描绘下来。

二、观察阻尼波波形

断开变压器电源，拆除变压器，将耳机连接到“Y 轴输入”端。轻轻震动耳机，观察并描绘所出现的波形，得到阻尼波波形。

三、测定电压

1. 将示波器试验电压 U_0（$1\underset{\sim}{V}$）接于“Y 轴输入”端，调节“Y 轴增幅”使荧光屏上波形幅度为 L_0，然后拆除试验电压并保持 Y 轴灵敏度不变。

2. 将电源变压器的输出端或其他待测电压接入“Y 轴输入”端，接通电源，观察并记录波形幅度 L，则待测电压为：

$$U=\frac{L}{L_0}U_0 \qquad (11-5)$$

若待测电压过大，可使用 Y 轴衰减，计算时应乘上所衰减的倍数。数据记录于表 11－1 中。

3. 也可用音频信号源作为已知标准电压源，采用上述方法（即比较法）测定待测电压。

四、观察晶体二极管伏安特性曲线

如图 11－8 所示，在电路中 A、B 两端加上 2V 交流电压，取二极管两端的电压作为电压信号接到示波器的“X 轴输入”端。因 2CW 与 R_1、R_2 串联，R_1 上的电压降落与流过二极管的电流成正比，即 $U_{R_1}=IR_1$，只要已知 R_1 和 U_{R_1} 就可以得到回路电流 I。为了得到回路电流 I，又不影响回路各参数，可选取一只阻值远远小于回路总电阻的电阻 R_1 为回路电流的取样电阻，作为电流信号送到示波器“Y 轴输入”。这样，当电位器的滑动点 C 由 B 逐渐滑向 A 时，即加在 2CW 和 R_1、R_2 上的电压逐渐增大，荧光屏上就会出现二极管的伏安特性曲线。当特性曲线已出现击穿现象时，应停止调节电位器，以免损坏管子。

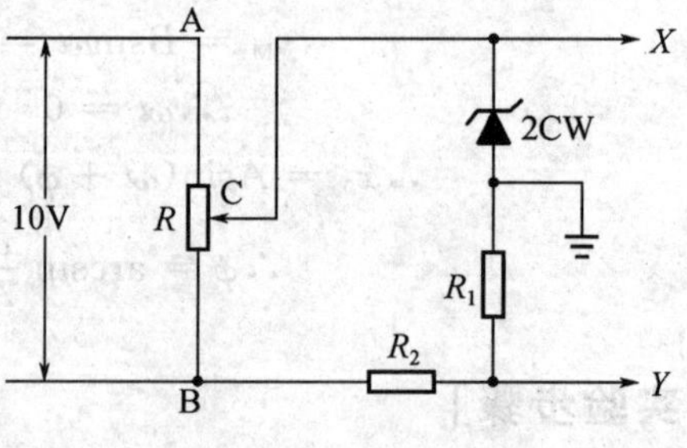

图 11－8 二极管伏安特性曲线测试线路

五、利用李萨如图形测定信号频率

将显示精确的信号发生器产生的频率为 f 的正弦信号接入示波器的“X 轴输入”，将被测的未知正弦信号接入示波器的“Y 轴输入”。再改变信号发生器的频率，使示波管的荧光屏上显示出李萨如图形，可参考图 11－9 和式 11－3 推算出被测信号的频率。数据记录于表

11－2中。

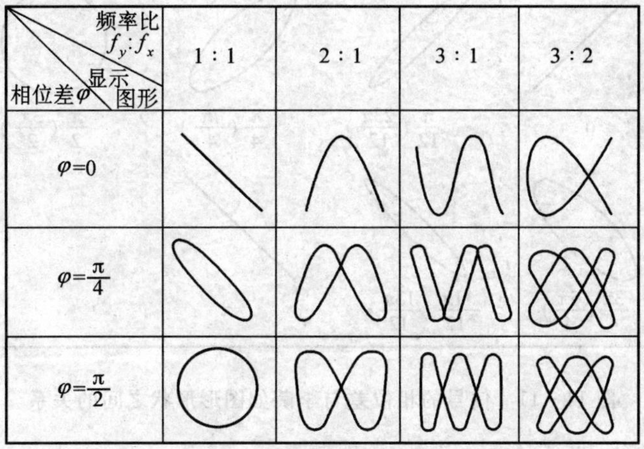

图 11－9　利用李萨如图形测定信号频率

六、信号相位差的测量

信号经过某一网络后将会产生相移，即相位差，利用示波器可以测出其相移。将超前（输入网络前）的信号接入示波器的 X 轴接线柱，滞后（经过网络后）的信号接入示波器的 Y 轴接线柱，在示波器荧光屏上即显示出李萨如图形。调节 Y 轴增幅和 X 轴增幅，使 Y 方向和 X 方向显示的幅度都为 A 格，读出图和 X 轴相交的两截点的距离为 B 格，如图 11－10 所示，则前后两信号间相位差为

$$\varphi = \arcsin\frac{B}{A} \tag{11-6}$$

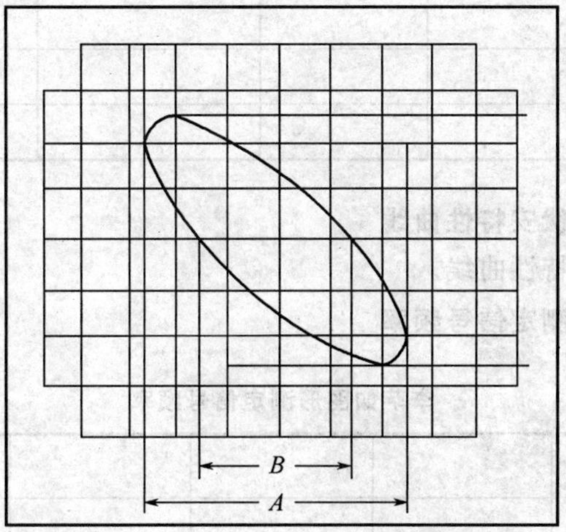

图 11－10　信号相位差的测量

如图 11－11 所示，为两信号的相位差和李萨如图形形状间的关系，与示波器上显示李萨如图形对照，可以大致确定两信号简单相位差。实验数据记录于表 11－3 中。

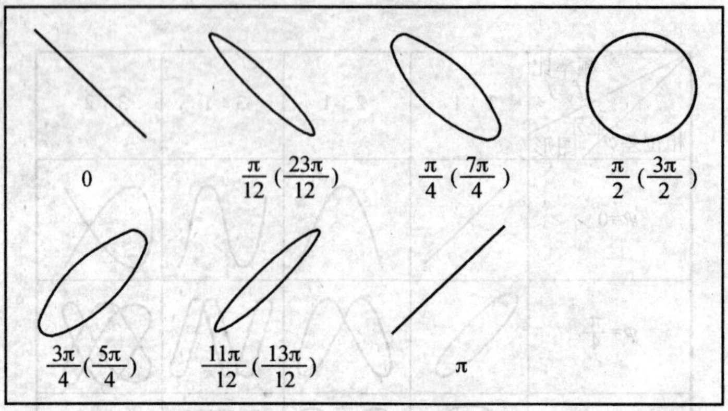

图 11－11 信号的相位差与李萨如图形形状之间的关系

[数据记录与处理]

一、调节示波器，观察正弦波波形

描绘交流电的正弦波形。

二、观察阻尼波波形

描绘阻尼波波形。

三、测定电压

表 11－1 **用示波器测量电压** $U_0=1\text{V}$ 时，$L_0=$______ (div)

频率 f/Hz	波形幅度 L (div)	衰减倍数 k	待测电压 U_{p-p} (V)	电压有效值 U (V)	荧屏上图形

四、观察晶体二极管伏安特性曲线

描绘晶体二极管伏安特性曲线。

五、利用李萨如图形测定信号频率

表 11－2 **李萨如图形测定信号频率** $f_x=$______ Hz

李萨如图形					
水平线的交点数 N_x					
垂直线的交点数 N_y					
f_y					

六、信号相移的测量

表 11-3　　测量信号相位差　　$f_x=$______ Hz

次　数	距离 B (div)	距离 A (div)	荧屏上图形
1			
2			
3			
4			
5			
平均值			
平均绝对误差			
测量结果			

$\overline{\varphi}=\arcsin\dfrac{\overline{B}}{\overline{A}}=$

$\overline{\Delta\varphi}=$

$\overline{\varphi}+\overline{\Delta\varphi}=$

[注意事项]

1. 荧光屏上的光点亮度不能太强，而且不能让光点长时间停留在荧光屏的某一点，尽量将亮度调暗些，以看得清为准，以免损坏荧光屏。

2. 示波器通过调节辉度和聚焦旋钮使光点直径最小以使波形清晰，减小测试误差。

3. 示波器的所有开关及旋钮均有一定的转动范围，操作面板上各旋钮时动作要轻。当旋到极限位置时，只能往回旋转，不能硬扳。

4. 应避免经常启闭电源。暂时不用时，不必断开电源，只需调节辉度旋钮使亮点消失，到下次使用时再调节使亮点再现，以免缩短示波管的使用寿命。

5. 示波器输入信号的电压不要超过规定的最大值。

[思考题]

1. 简要说明示波器的功能和各旋钮作用。

2. 为什么屏上亮点不宜太强？不能长时间停留在一个位置上？

3. 如果示波器良好，在正常工作时，屏上仍无亮点，应怎样调节才能找到亮点？

4. 怎样用李萨如图形测量正弦波的频率及计算两个正弦信号的相位差？

实验十二 晶体三极管特性曲线的描绘

[实验目的]

1. 掌握用万用表判别晶体三极管的管型及其电极的方法。
2. 学会测量三极管共发射极接法时的输入、输出特性曲线及其主要参数。

[实验器材]

晶体三极管、万用电表、微安表、毫安表、电压表、直流电源、100kΩ 电阻、接线板、电烙铁等。

[实验原理]

晶体三极管由两个 PN 结组成。根据这两个 PN 结的不同组合方式，可以构成两种类型的三极管，即 PNP 型和 NPN 型三极管。任何晶体三极管都有三个极，发射极 e、集电极 c、基极 b。如图 12－1 所示，为晶体三极管的类型和符号。

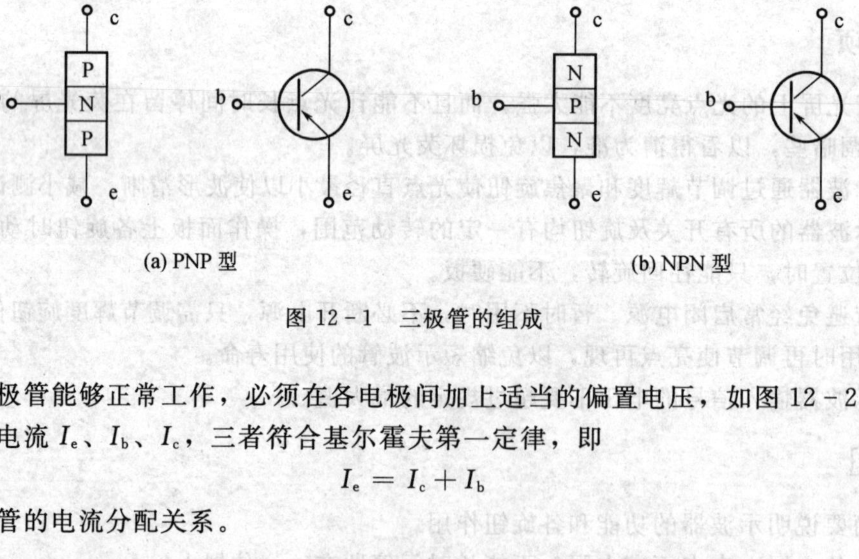

图 12－1 三极管的组成

要使三极管能够正常工作，必须在各电极间加上适当的偏置电压，如图 12－2 所示。显然，各极的电流 I_e、I_b、I_c，三者符合基尔霍夫第一定律，即

$$I_e = I_c + I_b \tag{12-1}$$

这就是三极管的电流分配关系。

通常将集电极电流的变化 ΔI_c 与基极电流的变化 ΔI_b 之比记为

$$\beta = \frac{\Delta I_c}{\Delta I_b} \tag{12-2}$$

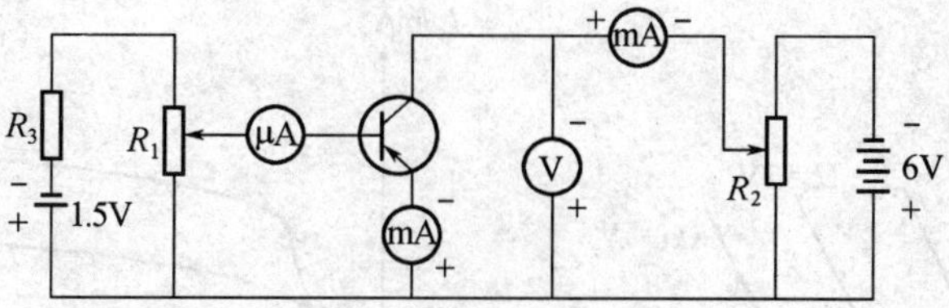

图 12-2　测三极管电流关系的线路图

β称为共发射极电流放大系数。

在晶体管手册中放大特性还有用h_{fe}表示的，它等于直流电流I_c与I_b之比，即

$$h_{fe}=\frac{I_c}{I_b} \tag{12-3}$$

可见β与h_{fe}不完全相同，但比较接近，一般β略大于h_{fe}。

在测量通过三极管三个极的电流时，当$I_e=0$（相当于发射极断开），而$I_c\neq0$时，该电流称之为集电极-基极反向截止电流（又称为反向饱和电流），记为I_{cbo}，如图12-3所示。当$I_b=0$（相当于基极开路），而$I_c\neq0$时，该电流称之为集电极-发射极的反向截止电流（又称穿透电流），用I_{ceo}表示，如图12-4所示。

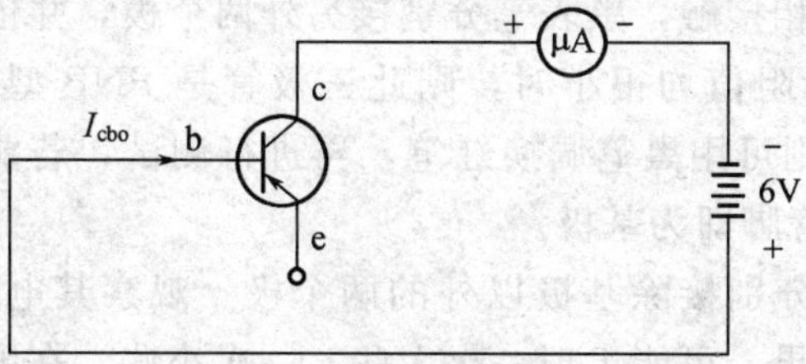

图 12-3　基极-集电极反向特性

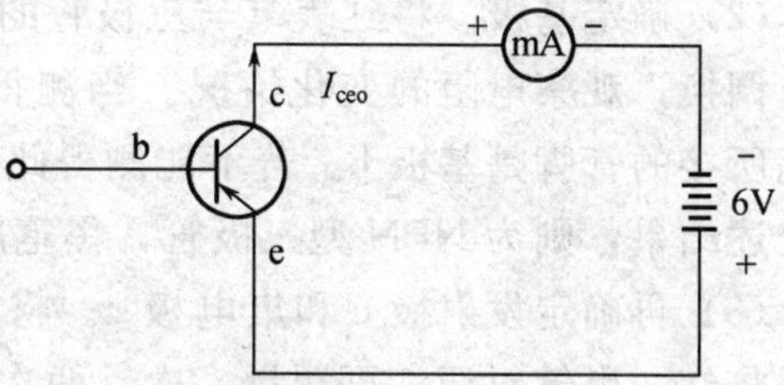

图 12-4　集电极-发射极反向特性

I_{ceo}与I_{cbo}是衡量晶体三极管质量好坏的重要参数，两者的关系是$I_{ceo}=(1+\beta)\ I_{cbo}$，受外界温度的影响很明显。当温度升高时，$I_{cbo}$会迅速增加，$I_{ceo}$增加得更显著，因此会影响晶体管正常工作。$I_{cbo}$愈大及$\beta$值愈高的晶体管稳定性愈差。综上所述，集电极电流$I_c$，不仅仅是$\beta I_b$，还要包括$I_{ceo}$，所以晶体管的各极电流的相互关系应该是：

$$I_c=\beta I_b+I_{ceo} \tag{12-4}$$

三极管的特性指三极管的输入电流与输入电压及输出电流与输出电压之间的互相关系曲线，分别称之为三极管的输入特性曲线和输出特性曲线。

输入特性指在三极管的输入回路中，当U_{ce}一定时，加在三极管的基极与发射极之间的电压U_{be}与它所产生的基极电流I_b之间的相互变化关系。输出特性指在三极管的输出回路中当基极电流一定时，加在三极管集电极与发射极之间的电压U_{ce}与集电极电流I_c之间相互变化的关系。如图12-5所示，分别为三极管的输入特性曲线和输出曲线的示意图。

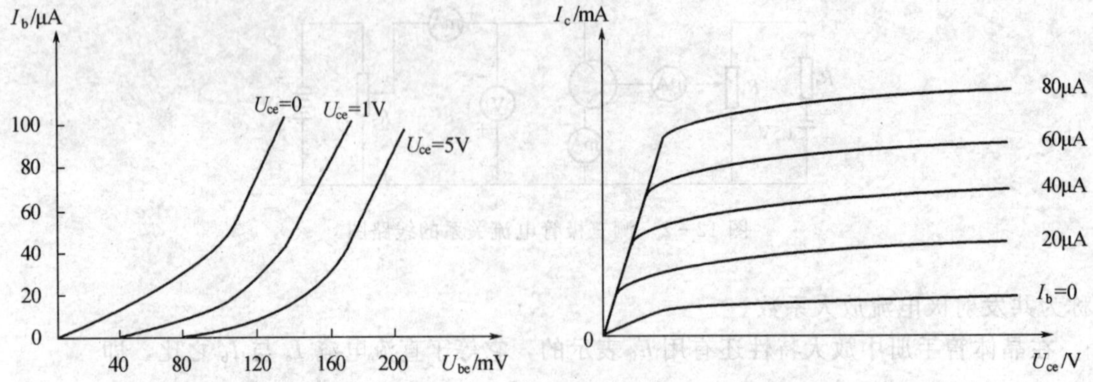

(a) 输入特性曲线　　(b) 输出特性曲线

图 12-5　三极管的特性曲线

[实验步骤]

1. 用万用电表判别三极管的极性

(1) 将万用电表旋到 $R\times100$ 档或 $R\times1K$ 档，使两表笔相互接触，调节欧姆表零点。

(2) 确定基极。将红表笔与三极管的某一极相接触，黑表笔分别接另外两个极，并依次轮流调换，观察电阻的变化情况。当测得二者的阻值均很小时，则此三极管是 PNP 型的，红笔所接的管脚是基极 b。若不能测得此结果，则可用黑笔调换红笔，再进行测试，若能测得上述结果，则为 NPN 型三极管，黑笔所接的管脚即为基极。

(3) 再确定发射极 e 和集电极 c。将两表笔分别接除基极以外的两个极。观察其电阻，然后将红、黑笔对调，再测量一次，两次测量结果，可能出现一次大些，一次小些。在测得阻值较小时，如果是 PNP 型管，红笔所接的那个极是集电极，黑笔所接的那个极是发射极；如果是 NPN 型管，红笔所接管脚是发射极，黑笔所接的管脚是集电极。

(4) 粗略判断三极管的放大能力。找出三极管的三个极后，在 c、b 间串一只 100kΩ 的电阻（或用手指将 c、b 捏住，但不能相碰）。对 PNP 管，红笔接 c，黑笔接 e；对 NPN 管，红笔接 e，黑笔接 c。这时测得的阻值应比 b、c 间不串电阻时明显变小，万用表指示的阻值越小，就表示管子放大能力越强。

2. 测定三极管各极电流的关系

(1) 按图 12-2 所示接好线路。

(2) 调节 R_1 使 I_b 分别为表 12-1 中之值，观察并测量 I_c、I_e 之值，记入表 12-1 中。

3. 测三极管的输出特性曲线

(1) 按图 12-2 所示接好线路，把发射极的电表拆去，并接通电路。

(2) 调节 R_1，固定 $I_b=0$，然后调节 R_2 读出 U_{ce} 的数值，并把 I_c 值填入表 12-2 中。

(3) 调节 R_1，分别固定 I_b 为 10μA、20μA、30μA、40μA，并重复步骤 (2)，把相应的值填入表 12-2 内。

（4）根据表格内的数据（在坐标纸上）画出三极管的输出特性曲线，并根据公式 12－2 求出 β 值。

4. 测定集电极－基极间的反向饱和电流 I_{cbo} 和集电极－发射极间的穿透电流 I_{ceo}

（1）按图 12－3 所示接好线路，测 I_{cbo} 之值。

（2）按图 12－4 所示接好线路，测 I_{ceo} 之值。

［数据记录与处理］

1. 测定三极管各极电流的关系

表 12－1　三极管各个极之间的电流

I_b（mA）	0	0.02	0.04	0.06
I_c（mA）				
I_e（mA）				

2. 测三极管的输出特性曲线

表 12－2　三极管的输出特性

U_{ce}(V) / I_c(mA)	0	0.1	0.2	0.5	1.0	1.5	2.0	3.0	4.0	5.0	6.0
$I_b=0$（μA）											
$I_b=10$（μA）											
$I_b=20$（μA）											
$I_b=30$（μA）											
$I_b=40$（μA）											

3. 测定集电极－基极间的反向饱和电流 I_{cbo} 和集电极－发射极间的穿透电流 I_{ceo}

$I_{cbo}=$

$I_{ceo}=$

［注意事项］

1. 每个三极管都有一定的极限参数：最大允许的集电极电流 I_{CM}、最大耗散功率 P_{CM}、最高允许的结温 T_{JM}、反向击穿电压 BU_{CBO}、BU_{CEO}、BU_{EBO} 等。使用时不应超过允许的极限值，以免损坏管子。

2. 三极管各管脚以及各电表的正负极要严格按图中所示极性接线，不能接错。

3. 焊接三极管时，用镊子夹住管脚帮助散热。焊接必须迅速，最好不超过 3 秒。

［思考题］

1. I_e、I_b、I_c 三者满足什么关系？

2. 交流电流放大倍数 β 的物理意义是什么？

实验十三 晶体管单管放大器放大特性的研究

[实验目的]

1. 掌握晶体管放大器的基本原理及各电路元件的作用。
2. 学会调试放大器静态工作点的方法，分析工作点对放大器性能的影响。
3. 掌握测试及计算放大器电压放大倍数的方法。
4. 了解输入电阻、输出电阻及最大不失真输出电压的测试方法。

[实验器材]

晶体管共发射极单管放大器电路板（一块）、音频信号发生器（一台）、双踪示波器（一台）、数字万用电表（一只）、交流毫伏表（一只）、12V 直流电源（一台）、导线（若干）。

[实验原理]

“放大”指把输入的电信号（电压 U_i 或电流 I_i）增大到所需要的数值，供负载使用，且波形失真在许可的范围内。放大器指能实现放大功能的电子电路，其本质是一个能量转换器。如图 13－1 所示，为电阻分压式稳定工作点的单管放大器实验电路图，其偏置电路采用 R_{B2} 和 R_{B1} 组成的分压电路，其目的是使发射结正偏；R_C 和 R_E 的大小合适，使集电结反偏，以保证三极管工作在放大状态；同时在发射极中接有电阻 R_E，以稳定放大器的静态工作点。耦合电容 C_1 和 C_2 分别隔断放大器与信号源和负载的直流通路，以保证放大器的工作状态与信号源和负载之间互不影响，交流信号又能通过放大器，且传到负载。当在放大器的输入端加入输入信号 U_i 后，在放大器的输出端便可得到一个与 U_i 相位相反，幅值被放大了的输出信号 U_0，进而实现了电压的放大。

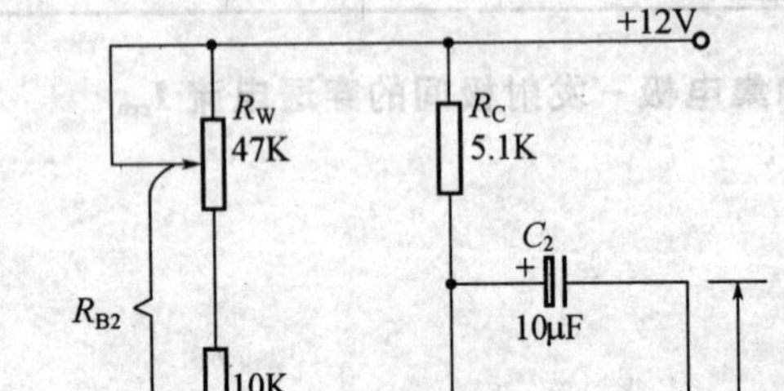

图 13－1　晶体管共射极单管放大器实验电路图

如图 13－1 所示，当流过偏置电阻 R_{B1} 和 R_{B2} 的电流远大于晶体管 T 的基极电流 I_B 时（一般 5～10 倍），则晶体管的静态工作点可用下式近似估算，U_{CC} 为＋12V 直流供电电源。

$$U_B \approx \frac{R_{B1}}{R_{B1}+R_{B2}}U_{CC} \tag{13-1}$$

$$I_E = \frac{U_B - U_{BE}}{R_E} \approx I_C \tag{13-2}$$

$$U_{CE} = U_{CC} - I_C(R_C + R_E) \tag{13-3}$$

电压放大倍数

$$A_V = -\beta\frac{R_C \parallel R_L}{r_{be}} \tag{13-4}$$

放大器的输入电阻　$R_i = R_{B1} \parallel R_{B2} \parallel r_{be}$（$r_{be}$是晶体管的输入电阻）　(13-5)

放大器的输出电阻　$R_O \approx R_C$　(13-6)

考虑到电子器件的性能分散性较大，在设计和制作晶体管放大电路时，就离不开测量和调试技术。在设计和制作前应对所用元器件的参数进行测量，为电路设计和制作提供必要的依据。设计和装配完成以后，还需测量和调试放大器的静态工作点和各项性能指标。一台性能优良的放大器，一定是理论设计与实验调整完美结合的产物。

一、放大器静态工作点的测量与调试

放大器的静态工作点测量是在输入信号 $U_i=0$ 的情况下进行的，即将放大器输入端与地端短路，然后选用量程合适的数字万用表，分别测量晶体管的集电极电流 I_C 以及各电极对地的电位 U_B、U_C 和 U_E。实验中，为了避免断开集电极，一般采用先测量电压，然后计算出 I_C 的方法，例如，测出 U_E，用 $I_C \approx I_E = \frac{U_E}{R_E}$ 即可算出 I_C（也可根据 $I_C = \frac{U_{CC}-U_C}{R_C}$，由 U_C 确定 I_C），同时也能算出 $U_{BE}=U_B-U_E$ 和 $U_{CE}=U_C-U_E$。

放大器静态工作点的调试指对管子集电极电流 I_C（或 U_{CE}）的调整与测试。静态工作点是否合适，对放大器的放大性能和输出波形都有很大的影响。若工作点在直流负载线上的位置偏高，放大器在加入交流信号以后易产生饱和失真，此时 u_O 的负半周会被削底，如图 13-2（a）所示；若工作点在直流负载线上的位置偏低，则易产生截止失真，即 u_O 的正半周被缩顶，如图 13-2（b）所示。这些现象都不符合不失真放大的要求，所以工作点选定以后还需进行动态调试，即在放大器的输入端加入一定的 u_i，检查输出电压 u_O 的大小和波形是否满足要求。如不满足，则应调节静态工作点的位置。静态工作点的位置一般选在直流负载线的中点附近。改变电路参数 U_{CC}、R_C、R_B（R_{B1}，R_{B2}）都会使静态工作点发生改变，

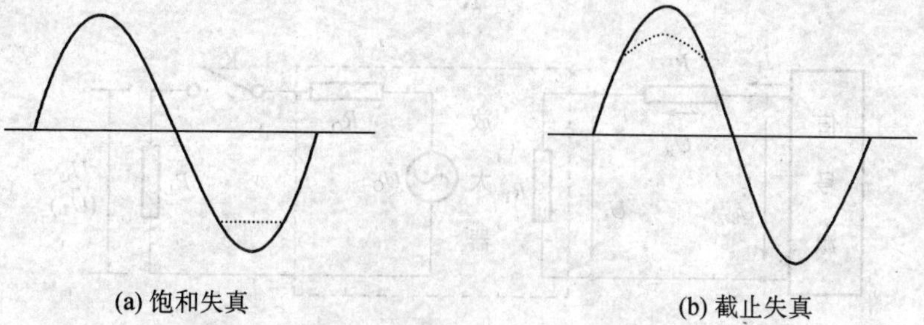

(a) 饱和失真　　(b) 截止失真

图 13-2　静态工作点对 u_O 波形失真的影响

如图 13 - 3 所示，通常采用调节偏电阻 R_{B2} 的方法来改变静态工作点，比如增大 R_{B2}，则可使静态工作点降低等。

需要注意的是，上面所说的工作点“偏高”或“偏低”都不是绝对的，是相对于信号的幅度而言的，若信号幅度很小，即使工作点偏高或偏低也不一定出现失真。所以，波形失真是静态工作点的设置与被放大信号幅度不相匹配所致。

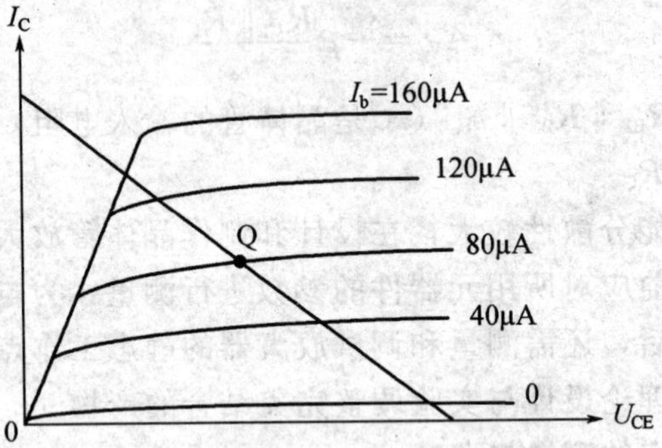

图 13 - 3 电路参数对静态工作点的影响

二、放大器动态指标（或交流性能参数）的测试

放大器动态指标测试包括电压放大倍数、输入电阻、输出电阻、最大不失真输出电压（动态范围）和通频带等。

1. 电压放大倍数 A_V 的测量

调整放大器到合适的静态工作点，然后加输入电压 u_i，在输出电压 u_o 不失真的前提下，用交流毫伏表测出 u_i 和 u_o 的有效值 U_i 和 U_o，则

$$A_V = \frac{U_O}{U_i} \tag{13-7}$$

2. 输入电阻 R_i 的测量

为了测量放大器的输入电阻，按图 13 - 4 所示电路，在被测放大器的输入端与信号源之间串入一已知电阻 R，在放大器正常工作的前提下，用交流毫伏表测出 U_S 和 U_i，则根据输入电阻的定义可得

$$R_i = \frac{U_i}{I_i} = \frac{U_i}{\frac{U_R}{R}} = \frac{U_i}{U_s - U_i} R \tag{13-8}$$

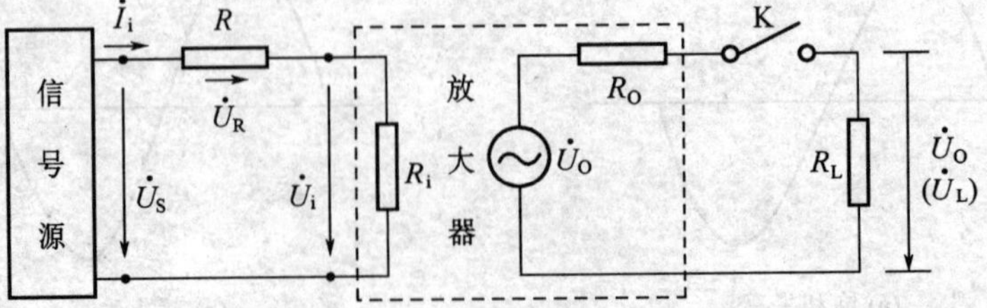

图 13 - 4 输入、输出电阻的测量电路

测量时应注意以下两点：

①由于电阻 R 的两端没有电路的公共接地点，所以在测量 R 两端的电压 U_R 时需分别测出 U_S 和 U_i，然后根据关系式 $U_R=U_S-U_i$ 求出 U_R 值。

②电阻 R 的取值要适中，不宜取得过大或过小，以免产生较大的测量误差，通常取 R 与 R_i 为同一数量级，本实验 R 取值在 1kΩ～2kΩ 之间。

3. 输出电阻 R_O 的测量

如图 13－4 所示，在放大器正常工作的情况下，测出输出端不接负载 R_L 时的输出电压 U_O 和接入负载后的输出电压 U_L，根据

$$U_L=\frac{R_L}{R_O+R_L}U_O \tag{13-9}$$

可求出 R_O

$$R_O=\left(\frac{U_O}{U_L}-1\right)R_L \tag{13-10}$$

注意，测试中必须保持 R_L 接入前后输入信号的大小不变（不失真）。

4. 最大不失真输出电压 U_{OPP} 的测量（最大动态范围）

如上所述，为了得到最大动态范围，应将静态工作点调在直流负载线的中点。为此在放大器正常工作情况下，逐步增大输入信号的幅度，并同时调节 R_W（改变静态工作点），用示波器观察 u_o，当输出波形同时出现削底和缩顶现象（如图 13－5 所示）时，说明静态工作点已调在交流负载线的中点。然后反复调整输入信号，使波形输出幅度最大，且无明显失真时，用交流毫伏表测出 U_O（有效值），则动态范围等于 $2\sqrt{2}U_O$。或用示波器直接读出 U_{OPP} 来。

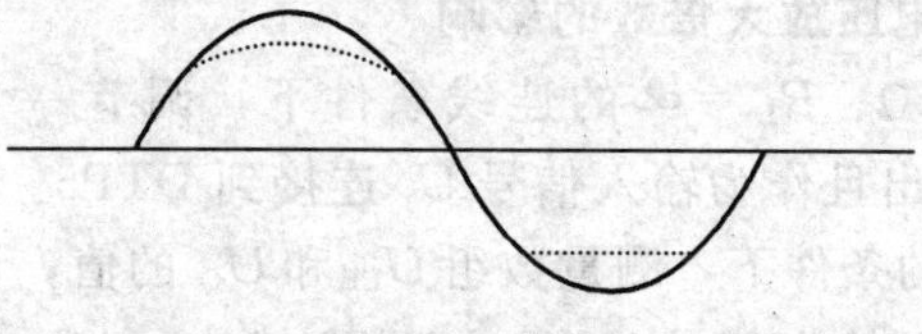

图 13－5　静态工作点正常，输入信号太大引起的失真

三、放大器频率特性的测量

放大器的频率特性是指放大器的电压放大倍数 A_V 与输入信号频率 f 之间的关系曲线。单管阻容耦合放大电路的幅频特性曲线如图 13－6 所示：

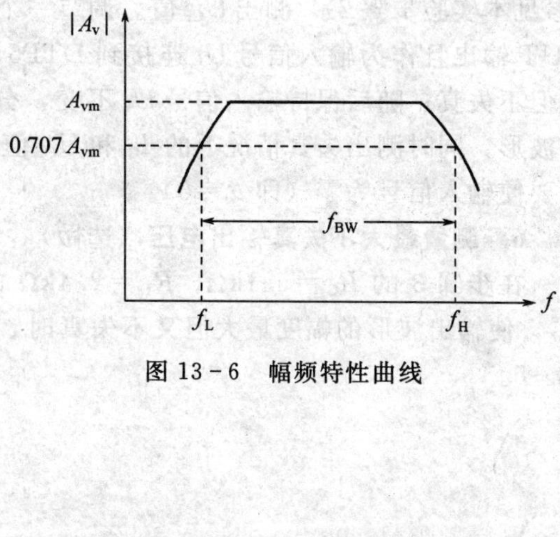

图 13－6　幅频特性曲线

A_{vm} 是中频电压放大倍数，一般规定电压放大倍数随频率变化下降到中频放大倍数的 $1/\sqrt{2}$ 倍，即 $0.707A_{vm}$ 时，所对应的频率分别称为下限频率 f_L 和上限频率 f_H，则通频带为

$$f_{BW} = f_H - f_L \tag{13-11}$$

放大器的幅频特性是指不同频率的信号的电压放大倍数 A_V 与相应的频率 f 之间的关系。为此可采用前面（式 13-7）所介绍的测试 A_V 的方法，每改变一个信号频率，测量其相应的电压放大倍数。测量时取值要恰当，在低频段与高频段需多测几个点，在中频段可少测几个点；另外，在改变频率时，要维持输入信号的幅度不变，且输出波形不能失真。

［实验步骤］

1. 连线

按照图 13-1 所示的电路连接线路，检查无误后开始下面的操作。

2. 测量静态工作点

静态工作点测量条件是输入端接地，即 $U_i=0$。在步骤 1 的基础上，DTP5（输入端）接地（即使 $U_i=0$），打开交流开关，调节 R_W，让 $U_E=0.43V$，那么 $I_C=1.0mA$，用万用表测出 U_B、U_E、U_C、R_{B2} 值，并记录到表 13-1 中。

3. 测量电压放大倍数 A_V

断开 DTP5 处的接地线，接入交流信号，输入一频率为 1kHz、峰峰值为 10～15mV 的正弦波信号，同时用双踪示波器观察放大器输入电压 U_i（DTP5 处）和输出电压 U_O（DTP25 处）的波形，在 U_O 波形不失真时用毫伏表测量表 13-2 中三组（R_C、R_L）情况下的 U_O 值（DTP25 处），并用双踪示波器观察 U_O 和 U_i 的相位关系，记入表 13-2。注意：由于 U_O 所测的值为有效值，故峰峰值 U_i 需要转化为有效值或用毫伏表测得的 U_i 来计算 A_V 值。万用表、毫伏表测量的都是有效值，而示波器观察的都是峰峰值。

4. 观察静态工作点对电压放大倍数的影响

在步骤 3 的 $R_C=5.1k\Omega$、$R_L=\infty$ 的连线条件下，调节一个频率为 1kHz、峰峰值为 15mV 的正弦波由 OUT 输出且作为输入信号 U_i 连接到 DTP5。调节 R_W，观察示波器的输出电压波形，在 u_o 不失真的条件下，测量数组 U_{CE} 和 U_O 的值，记入表 13-3 中。注意，测量 U_{CE} 时，要使 $U_i=0$（断开输入信号 OUT，DTP5 接地）。

5. 观察静态工作点对输出波形失真的影响

在步骤 3 的 $R_C=5.1k\Omega$、$R_L=2.4k\Omega$ 的连线条件下，使 $u_i=0$，调节 R_W 使 $U_E=0.43V$（参见本实验步骤 2），测出 U_{CE} 值。调节一个频率为 1kHz、峰峰值为 30mV 的正弦波信号由 OUT 输出且作为输入信号 U_i 连接到 DTP5，然后逐渐加大输入信号，使输出电压 U_o 足够大但不失真；随后保持输入信号 U_i 不变，分别增大和减小 R_W，使波形出现失真，绘出 U_o 的波形，同时测出失真情况下的 I_C 和 U_{CE} 值，记到表 13-4 中。注意，每次测 U_E 和 U_{CE} 值时要使输入信号为零（即 $u_i=0$）。

6. 测量最大不失真输出电压（选做）

在步骤 3 的 $R_C=5.1k\Omega$、$R_L=2.4k\Omega$ 的条件下，同时调节输入信号的幅度和电位器 R_W，使输出波形的幅度最大但又不失真时，用示波器和毫伏表测量 U_{OPP} 及 U_O 值，记入表 13-5。

7. 测量输入电阻和输出电阻（选做）

如图 13－4 所示，取 $R=2k\Omega$，$R_C=5.1k\Omega$，$R_L=2.4k\Omega$，$I_C=1.0mA$。输入 $f=1kHz$、峰峰值为 10～15mV 的信号，在输出电压 u_o 不失真的情况下，用毫伏表测出 U_S、U_i 和 U_L，由公式 13－8 计算出 R_i 的数值。保持 U_S 不变，断开 R_L，测量输出电压 U_O，由公式 13－10 计算出 R_0 的大小。

［数据记录与处理］

1. 记录表格

表 13－1　静态工作点的测量　$I_C=1.0mA$

测量值				计算值		
U_B（V）	U_E（V）	U_C（V）	R_{B_2}（kΩ）	U_{BE}（V）	U_{CE}（V）	I_C（mA）

表 13－2　电压放大倍数 A_V 的测量　$I_c=1.0mA$

R_C（kΩ）	R_L（kΩ）	U_O（mV）	U_i（mV）	A_V	观察记录一组 U_O 和 U_i 波形
5.1	∞				
2.4	∞				
5.1	2.4				

表 13－3　静态工作点对电压放大倍数的影响

$R_C=5.1k\Omega$，$R_L=\infty$，$U_i=6.0mV$

U_{ce}（V）						
U_O（V）						
A_V						

表 13－4　工作点对输出波形的影响　$R_C=5.1k\Omega$，$R_L=\infty$，$U_i=$____mV

U_E（V）	U_{CE}/V	U_O 波形	失真情况	三极管的工作状态

表 13－5　测量最大不失真输出电压　$R_C=5.1k\Omega$，$R_L=24k\Omega$

I_C（mA）	U_{im}（mV）有效值	U_{om}（V）有效值	U_{OPP}（V）峰峰值

2. 计算 R_i 和 R_O 的大小

[注意事项]

插线和拔线要慢插慢拔，做完每个小实验后要关掉电源，把连接线整理好。

[思考题]

1. 静态工作点的选择对晶体管单管放大器的放大性能有何影响？
2. 放大器的频率特性有何特点？

实验十四

简单的恒温控制电路

[实验目的]

1. 了解晶体三极管恒温自动控制电路的原理。
2. 安装一组简单的恒温自动控制电路。

[实验器材]

恒温自动控制电路板（一块）、直流稳压电源（一台）、水银导电温度计（一支）、“220V 60W”白炽灯（一只）、继电器（一只）、万用电表（一台）、导线（若干）。

[仪器描述]

水银导电温度计的构造比一般水银温度计要复杂一些，如图 14－1 所示。在传统的水银温度计的基础上，把真空扁平玻璃管 5 延长，里面装上金属探针 7，探针上端固定在扁形螺母 4 上，而螺母拧在细杆 3 上。可以从图 14－1 中看到探针的下部，而探针的上部因被杆状金属丝挡住而不能被看见。螺母与探针始终保持上下同步移动。旋转丝杆调节螺母的上下位置，同时也调节了探针的上下位置。螺母上沿指示的温度与探针下端所指示的温度相同。在细丝杆上端固定一块长方形的软铁 2，在调节温度时，把磁铁 1 套在丝杆上，旋动磁铁，软铁块和细丝杆便随之转动，从而调节螺母和探针下端触点的位置。在探针中部有一螺旋丝与之接触，由另一根金属线 6 引出，9 是水银的引线，这两根引线都从温度计上端用导线引出管外，并接到温度控制电路。水银导电温度计有 0℃～50℃、0℃～100℃、0℃～200℃等多种规格，该实验采用 0℃～100℃的那一种。

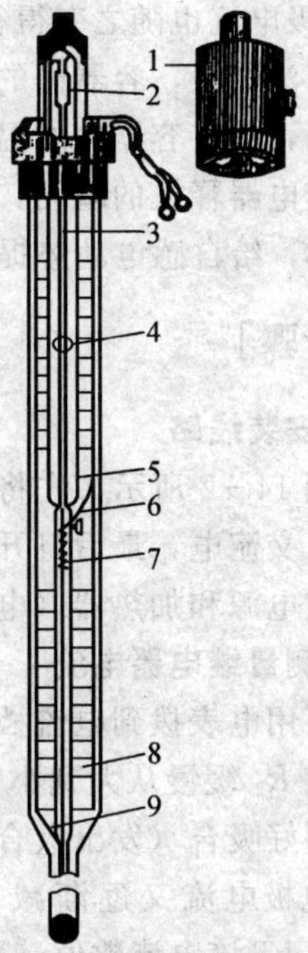

图 14－1 水银导电温度计

1. 磁铁 2. 方形软铁 3. 细丝杆 4. 螺母 5. 扁形玻璃管 6. 金属丝引线 7. 金属丝 8. 刻度板 9. 与水银连接线

[实验原理]

在药品生产和医药科研过程中，常常需要将样品的温度控制在一定的范围内，这可以通过恒温控制电路来实现。控制电路的种类很多，本实验采用晶体管控制电路，用水银导电温度计作为温度敏感元件。

控制电路如图 14-2 所示。T 是一只晶体管，R_1 和 R_2 是偏流电阻，其中 R_2 是可调的，用来调节基极电流；A、B 两点与水银导电温度计的两根引出线相连。继电器 J 的线圈接在三极管的集电极回路里。电热器通过继电器的常开触点 K，接到 220V 的交流电上，它可以是电炉丝、电灯泡或其他发热元件，本实验采用的是电灯泡（220V 60W）。

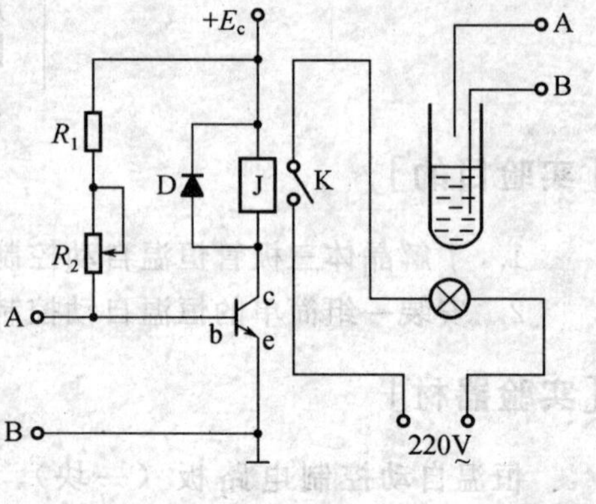

图 14-2 实验装置

把水银导电温度计插入需控制温度的液体里或容器内（比如，灯泡所在的容器），接通控制电路的直流电和灯泡电路的交流电。如果这时的温度低于预定温度（通过旋转磁铁来调节），那么温度计中的水银柱与探针未接触，A、B 两点断开。电源电压通过偏流电阻 R_1 和 R_2 加到三极管的基极与发射极之间，适当调节 R_2 使集电极电流大于继电器的吸合电流，继电器动作，常开接点 K 处于闭合状态，交流电接通，灯泡发光，容器内的温度逐渐升高。当温度升到预定温度时，温度计中水银柱与探针接触，A、B 两点接通，这时，三极管基极和发射极短路，基极电流立刻降为 0，集电极电流也随之变得很小很小（近似为 0），继电器释放，常开接点 K 打开，交流电被切断，灯泡熄灭，容器内的温度逐渐降低。当温度低于预定温度时，又重复上述过程，如此周而复始，保持容器内的温度不变，从而实现恒温控制。

在继电器释放的瞬间，线圈产生自感电动势。为了保护三极管，与继电器线圈并联一个二极管 D，给自感电动势提供一条放电的通路。

［实验步骤］

1. 安装线路

如图 14-2 所示，先将稳压电源的正、负极与控制板的正、负极相连，再将稳压电源的插头接入交流电，最后打开稳压电源的开关，并将输出电压调至适当值。反复检查无误后再接通直流电源和加热器（电灯）的交流电源。

2. 测量继电器电流

把万用电表拨到电流档，串联在集电极电路中，调节可变电阻 R_2，集电极电流也随之变化。使 R_2 缓慢从大到小变化，集电极电流则就从小逐渐增大，当电流增至某一数值时，继电器刚好吸合（发出吸合声“嘀”），记下该电流数值（即为继电器的吸合电流）；再增大 R_2，集电极电流又逐渐减小，直至电流减至另一数值时，继电器才释放（发出释放声“嗒”），记下该电流数值（即继电器的释放电流）。

3. 设定继电器工作电流

调节 R_2，使集电极电流比继电器的吸合电流大 25%～30%，这就是继电器的工作电流，以保证继电器能可靠地吸合。在调整时，如果进一步减少 R_2，集电极电流不再上升，且达不到继电器的工作电流，则应提高电源电压 E。

4. 连接灯泡

保持控制电路板和直流状态不变，将与灯泡相连的两只插头分别插在继电器的两边，再将灯泡接入 220V 的交流电。

5. 观察继电器开与关的交替动作

将 A、B 两点用导线短接，这时集电极电流立刻减少，接近于 0，继电器释放，灯泡熄灭。再将导线拆去，集电极电流又立刻上升为工作电流，继电器吸合，电灯发亮。至此，电路调整完毕。

6. 恒温控制

接入水银导电温度计，调整水银导电温度计的温度比室温高 10℃（或 20℃、30℃）。把水银导电温度计的两根引线分别与 A、B 两点相连，将水银导电温度计置于容器中，但不能与灯泡接触。观察电灯是否交替地亮灭，并观察水银导电温度计指示的温度是否固定在一点或者在一定的范围内变化。

7. 断开电路

关掉交流电源和直流电源。拆除线路，整理器材。

[数据记录与处理]

1. 吸合电流：
2. 释放电流：

[注意事项]

1. 水银导电温度计极易损坏，使用时要特别小心，做到轻拿轻放。
2. 继电器的接点上有 220V 交流电压，千万注意安全，当交流电源接通后，绝对不能用手直接接触继电器的接点。

[思考题]

1. 为什么二极管 D 能对三极管起保护作用？如果将二极管 D 的极性接反，结果怎样？
2. 如果使用继电器的常闭接点来控制一只加热器的电源，线路应如何改动？

附　录

附表 1　　基本物理常数

真空中的光速	$c=2.998\times10^{8}\,m\cdot s^{-1}$
电子的电荷	$e=1.602\times10^{-19}\,C$
普朗克常数	$h=6.626\times10^{-34}\,J\cdot s$
阿伏加德罗常数	$N_o=6.022\times10^{23}\,mol^{-1}$
原子质量单位	$u=1.661\times10^{-27}\,kg$
电子的静止质量	$m_e=9.109\times10^{-31}\,kg$
电子的荷质比	$e/m_e=1.759\times10^{11}\,C\cdot kg^{-1}$
法拉第常数	$F=9.648\times10^{4}\,C\cdot mol^{-1}$
氢原子的里德伯常数	$R_H=1.097\times10^{7}\,m^{-1}$
摩尔气体常数	$R=8.314\,J\cdot mol^{-1}\cdot K^{-1}$
波尔兹曼常数	$k=1.381\times10^{-23}\,J\cdot K^{-1}$
洛喜密德常数	$n=2.687\times10^{25}\,m^{-3}$
万有引力常数	$G=6.672\times10^{-11}\,N\cdot m^{2}\cdot kg^{-2}$
标准大气压	$p_0=1.013\times10^{5}\,Pa$
冰点的绝对温度	$T_0=273.2K$
真空中介电系数	$\varepsilon_0=8.854\times10^{-12}\,F\cdot m^{-1}$
真空中磁导率	$\mu_0=12.57\times10^{-7}\,H\cdot m^{-1}$

附表 2　　不同温度下水的密度（$kg\cdot m^{-3}$）

温度（℃）	0	10	20	30
0.0	999.867	999.727	998.229	995.672
0.5	899	681	124	520
1.0	926	632	017	366
1.5	940	580	997.907	210
2.0	968	524	795	051
2.5	982	465	680	994.891
3.0	992	404	563	728
3.5	998	339	443	564
4.0	1000.000	271	321	397
4.5	999.998	200	196	263
5.0	992	126	069	058
5.5	982	049	996.940	993.885
6.0	968	998.969	808	711
6.5	951	886	674	534
7.0	929	800	538	356
7.5	904	712	399	175
8.0	876	621	258	992.993
8.5	844	527	115	808
9.0	808	430	995.969	622
9.5	769	331	822	434
10.0	727	229	672	244

附表 3　在 20℃时常用的固体和液体的密度

物　质	密度（kg・m⁻³）	物　质	密度（kg・m⁻³）
铝	2698.9	水银	13546.2
铜	8960	钢	7600～7900
铁	7874	冰（0℃）	880～920
银	10500	甲醇	792
金	19320	乙醇	789.4
钨	19300	乙醚	714
铂	21450	甘油	1260
铅	11350	蜂蜜	1435

附表 4　水的黏度 η（单位：$\times 10^{-4}$ Pa・s）

温度（℃）	0	1	2	3	4	5	6	7	8	9
0	17.94	17.32	16.74	16.19	15.68	15.19	14.73	14.29	13.87	13.48
10	13.10	12.74	12.39	12.06	11.75	11.45	11.16	10.88	10.60	10.34
20	10.09	9.84	9.60	9.38	9.16	8.94	8.74	8.55	8.36	8.18
30	8.00	7.83	7.67	7.51	7.36	7.21	7.06	6.93	6.79	6.66

附表 5　液体的黏度 η

液体	温度（℃）	η（10^{-6} Pa・s）	液体	温度（℃）	η（10^{-6} Pa・s）
甲醇	0	817	甘油	0	1210×10^4
	10	584		20	149.9×10^4
乙醇	0	2780		100	1.2945×10^4
	20	1780	蜂蜜	20	650×10^4
乙醚	0	296		80	10×10^4
	20	243	蓖麻油	10	242×10^4
水银	0	1685		15	151×10^4
	20	1554		20	95×10^4

附表 6　水的表面张力系数 α（与空气接触）

温度（℃）	α（10^{-3} N・m⁻¹）	温度（℃）	α（10^{-3} N・m⁻¹）	温度（℃）	α（10^{-3} N・m⁻¹）
0	75.62	15	73.48	22	72.44
5	74.90	16	73.34	23	72.28
10	74.20	17	73.20	24	72.12
11	74.07	18	73.05	25	71.96
12	73.92	19	72.89	30	71.15
13	73.78	20	72.75	50	67.90
14	73.64	21	72.60	100	58.84

附表 7　　液体的表面张力系数 α（20℃与空气接触）

液体	α（10^{-3}N·m^{-1}）	液体	α（10^{-3}N·m^{-1}）
煤油	24	水银	513
肥皂液体	40	甲醇	22.6
蓖麻油	36.4	乙醚	22.0
甘油	63	乙醇（0℃）	24.1

附表 8　　常用光源的谱线波长 λ（nm）

He	Ne	Hg
706.5　红	650.6　红	623.4　橙
667.8　红	640.2　橙	579.1　黄
587.6　黄	638.3　橙	577.0　黄
501.6　绿	626.6　橙	546.1　绿
492.2　绿蓝	621.8　橙	491.6　绿蓝
471.3　蓝	614.3　橙	435.8　蓝
447.1　蓝	588.2　黄	407.8　蓝紫
402.6　蓝紫	585.2　黄	404.7　蓝紫
Na	Li	Kr
589.6　D1 黄	670.8　红	587.1　黄
589.0　D2 黄	610.4　橙	557.0　绿
He-Ne 激光	H	Sr
632.8　橙	656.3　红	640.8　橙
	486.1　绿蓝	638.6　橙
	434.0　蓝	406.7　蓝紫
	410.2　蓝紫	

附表 9　　互补色表

溶液颜色	滤色片	从滤色片透出的光波波长（nm）
绿色带黄	青紫	400～435
黄	蓝	435～480
橘红	蓝色带绿	480～490
红	绿色带蓝	490～500
紫	绿	500～560
青紫	绿色带黄	560～580
蓝	黄	580～595
蓝色带绿	橘红	595～610
绿色带蓝	红	610～750

附表 10 某些物质相对于空气的折射率 *n*（入射光为 D 线 589.3nm）

物 质	*n*	物 质	*n*
水（18℃）	1.3332	二硫化碳（18℃）	1.6291
乙醇（18℃）	1.3625	方解石（寻常光）	1.6585
冕玻璃（轻）	1.5153	（非常光）	1.4864
冕玻璃（重）	1.6152	水 晶（寻常光）	1.5442
燧石玻璃（轻）	1.6085	（非常光）	1.5533
燧石玻璃（重）	1.7515		

附表 11 一些药物的旋光率 $[\alpha]_D^{20}$（$ml \cdot g^{-1} \cdot dm^{-1}$）

药 名	$[\alpha]_D^{20}$	药 名	$[\alpha]_D^{20}$
葡萄糖	+52.5°～+53°	维生素 C	+21°～+22°
蔗 糖	+65.9°	薄荷脑	−49°～−50°
乳 糖	+52.2°～+52.5°	茴香油	+12°～+24°
樟 糖（醇溶液）	+41°～+43°	氯霉素（无水乙醇）	+18.5°～+21.5°
山道年（醇溶液）	−170°～−175°	氯霉素（醋酸乙酯）	−22.5°

附表 12 不同金属（或合金）与铂（化学纯）构成热电偶的温差电动势

（热端 100℃，冷端 0℃）

金属或合金	温差电动势（mV）	连续使用温度（℃）	短时间使用最高温度（℃）
65%Ni+5%（Al，Si，Mn）	−1.38	1000	1250
钨	+0.79	2000	2500
康铜（60%Cu+40%Ni）	−3.5	600	800
康铜（56%Cu+44%Ni）	−4.0	600	800
制导线用铜	+0.75	350	500
镍	−1.5	1000	1100
手工制造的铁	+1.87	600	800
80%Ni+20%Cr	+2.5	1000	1100
60%Ni+10%Cr	+2.71	1000	1250
90%Pt+10%Ir	+1.3	1000	1200
60%Pt+10%Rh	+0.64	1300	1600
银	+0.72	600	700

注：1. 温差电动势为正值时，在处于 0℃的热电偶一端电流由金属（或合金）流向铂；负值时，电流的方向相反。

2. 为了确定用表中所列两种材料构成的热电偶的温差电动势，应取这两种材料的温差电动势的差值。例如，铜－康铜热电偶的温差电动势等于+0.75mV−（−3.5）mV=4.25mV。

参考文献

1. 谈正卿. 物理学. 上海：上海科学技术出版社. 1985
2. 顾启秀，余国建. 医用物理学. 上海：上海科学技术出版社. 1991
3. 崔桂珍. 物理学. 南京：南京大学出版社. 1996
4. 余国建. 医用物理学. 北京：中国中医药出版社. 2005
5. 余国建. 物理学. 北京：中国中医药出版社. 2005
6. 侯俊玲，孙铭. 物理学实验. 北京：科学出版社. 2003
7. 章新友. 中医药物理实验. 北京：中国协和医科大学出版社. 2000
8. 温诚忠，郭开慧，魏云. 物理学实验教程. 成都：西南交通大学出版社. 2002
9. 顾柏平. 物理学教程. 南京：东南大学出版社. 2002
10. 江影，安文玉，等. 普通物理实验. 哈尔滨：哈尔滨工业大学出版社. 2002
11. 杨述武. 普通物理实验. 北京：高等教育出版社. 2000
12. 陈群宇. 大学物理实验. 北京：电子工业出版社. 2003
13. 顾柏平. 物理学实验. 南京：东南大学出版社. 2000
14. 丁慎训，张孔时. 物理实验教程. 北京：清华大学出版社. 2001
15. 林抒，龚镇雄. 普通物理实验. 北京：人民教育出版社. 1982
16. H. F. 迈纳斯，W. 埃彭斯泰，K. H. 穆尔. 普通物理实验. 北京：科学出版社. 1987